杏林心語

一位中医骨伤医师的临证心得

王家祥◎编著

U0335509

中国科学技术出版社

·北 京·

图书在版编目（CIP）数据

杏林心语：一位中医骨伤医师的临证心得 / 王家祥编著. —北京：中国科学技术出版社, 2017.2（2024.6重印）

ISBN 978-7-5046-7330-5

Ⅰ.①杏… Ⅱ.①王… Ⅲ.①中医伤科学–中医临床–经验–中国–现代 Ⅳ.①R274

中国版本图书馆CIP数据核字(2016)第314172号

策划编辑	焦健姿
责任编辑	黄维佳　黄维佳
装帧设计	长天印艺
责任校对	龚利霞
责任印制	徐　飞

出　　版	中国科学技术出版社
发　　行	中国科学技术出版社有限公司
地　　址	北京市海淀区中关村南大街16号
邮　　编	100081
发行电话	010-62173865
传　　真	010-62173081
网　　址	http://www.cspbooks.com.cn

开　　本	710mm×1000mm　1/16
字　　数	153千字
印　　张	12
版　　次	2017年2月第1版
印　　次	2024年6月第3次印刷
印　　刷	河北环京美印刷有限公司
书　　号	ISBN 978-7-5046-7330-5/R·1981
定　　价	46.00元

内容提要

　　中医骨伤讲究内外兼治，强调七分手法三分药，故对手法治疗的重视明显高于药物。作者曾师从十多位传统中医骨科名医，融各家所长，逐渐总结出自己的一套治疗思路和治疗风格。本书从十年一剑论拨筋、临证心得、方药运用、医案实录和医论医话多方面展示了作者独到的中医骨伤科临证心得。本书所有内容均属原创，是作者临证过程中的真实感受和临床实际所得，有较高的可读性和参考价值，适合广大中医骨伤科医师阅读参考。

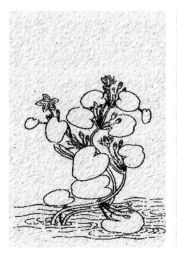
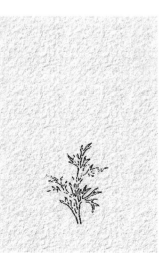
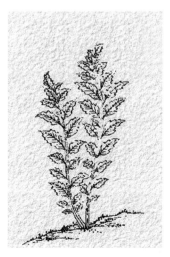

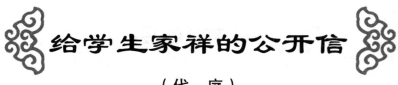

给学生家祥的公开信

（代 序）

家祥：

　　仔细看过你的文稿，通过它，我看到了你的进步、你的成长，很是高兴！

　　在我们中医传统骨科领域，有你这样的学生传承并发扬，使我看到了中医骨科的前途和希望！在学术上有你的发展和见解，这是我期许的后继来人，我的众多学生在各自的工作岗位上都有所成就，但你是其中对中医骨科传统继承有发扬并有独立见解的、脱颖而出的继承人。我高兴！我看到了传统中医骨科的希望！家祥，努力吧！就按照这条路走下去，将来你一定会成为中国传统中医骨科的佼佼者，任何时候老师都支持你。

李枝华

丙申年夏

注：李枝华，四川骨科名老中医，作者王家祥先生的授业恩师。

前 言

　　我只是一位普普通通的中医骨科医生，一心只想干好自己的本职工作，希望能够为更多的患者解除病痛。2010年7月的一天上网浏览，偶然进入"华夏中医论坛"，在论坛中看到了不少中医方面的好文章。从此，我基本每天都要浏览一下论坛，因为我的积极参与，很快被论坛的管理员提升为版主；又因为我是从事中医骨伤的，当时论坛有专门的中医骨伤板块，于是我就选择担任了此板块的版主，并逐渐开始写一点自己的临床体会发表在这个板块上。因我的网名叫"八月飞龙"，我就把自己的临床心得叫做"飞龙心语"，取"心语"之名是因为我写的都是自己在临床实践中的真实感受，没有半点水分；同时，也希望看到我帖子的人能够与我真心交流，在互动中共同提高，能为更多的患者解除病痛。从2012年开始一路写来，回头一看也写了10多万字了，其中很多帖子得到了会员的认可，也曾有很多网友转发了我的不少文章。我有十来篇文章被论坛选送发表到《上海中医药报》。能够得到网友们的认可是我最大的荣幸。诸多网友和论坛的管理员们提议将我的文章结集出版，我开始并不是很愿意，因为我知道自己还有很多不足，还需要学习提高。技术理论比我高的人多如牛毛，而我不过是沧海一粟，何敢著书立说。有一位朋友曾经提到：学医一年有一年之悟，自己的技术理论都是在不断提升的。由此想到自己的愿望就是为中医的发展尽一点绵薄之力，这也是我写文章的初衷。于是就着手整理自己这几年的部分文章，拿出晒一晒，希望看到此书的人能够多提宝贵意见。

　　中医骨伤讲究内外兼治，强调七分手法三分药，故对手法治疗的重视明显高于药物。因为学医之初我就接受这种传统的思想，所以临床治疗亦重视手法。我曾先后跟从十多位传统中医骨科老师学习，独立行医后开始自己遣方配药，慢慢去融汇他们的治疗理路、方药手法，渐渐地治病立法也有了自己的一些思路和风格。从中医"阴阳"二字中感悟到对称平衡的重要性。我临床治疗最多的就是颈腰椎疾病，而导致颈腰椎疾病的关键就是人体不再对称，失去了正常的力学平衡，由此慢慢感悟到调整脊柱力学平衡才是治疗这类疾病的关键。有很多网友在与我交流时提到用我的治疗方法有些很有效果，有些则没有效果。需要告诉大家的是，我一直强调摸法，目的是提高手指的感应性与灵活性，只有能够准确摸到病灶部位，才能准确施行相应的治疗手法。至于有无效果，我希望大家在临床实践中进一步验证，继续揣摩。

王家祥

丙申年初夏

目 录

杏林心语
一位中医骨伤医师的临证心得

十年一剑论拨筋 · 临证心得 · 方药运用 · 医案实录 · 医论医话

001 第1讲　十年一剑论拨筋

传统中医骨伤科强调七分手法三分药，手法在伤科治疗中起着关键性作用，而手法的关键在于选择精确的治疗点。筋柔则骨正，骨正则气血自然流通。本讲知识都是自己临床多年治疗筋伤疾病的经验之谈，特点在于通过手法拨筋恢复人体自身的力学平衡以达到治疗作用。

拾百珍草 杏林心语
一位中医骨伤医师的临证心得

(043) 第2讲 临证心得

学医贵在自悟，理精方能艺熟，从医要在临床中感悟和提升。本讲是笔者多年治疗伤科疾病的临床心得，细细读之必然有所收获。

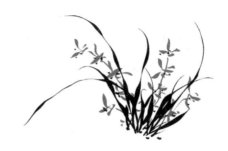

105　第3讲　方药运用

　　传统伤科虽然重视手法，但仍离不开药物的内服、外敷，特别是外敷药的运用。本讲有来自师传之方，亦有笔者自己临床多年总结并运用的方药。授人玫瑰，手有余香，不藏私也。

121　第4讲　医案实录

　　医案是医生治疗疾病的真实记录，从中可以窥探疾病诊治的规律和笔者的学术渊源。

147　第5讲　医论医话

　　本讲是笔者对临床中一些疾病的看法和思考，不一定都对，但相信有些观点会给读者一些启示。

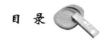

第1讲 十年一剑论拨筋

传统中医骨伤科强调七分手法三分药，手法在伤科治疗中起着关键性作用，而手法的关键在于选择精确的治疗点。筋柔则骨正，骨正则气血自然流通。本讲知识都是自己临床多年治疗筋伤疾病的经验之谈，特点在于通过手法拨筋恢复人体自身的力学平衡以达到治疗作用。

论　筋

在论坛上常常有人向我咨询一些关于筋伤（软组织损伤）的问题。从他们的描述看，我觉得很多疾病都应该是很好治疗的，临床中亦经常有许多患者是在其他地方治疗效果不佳而来向我求治的，通过拨筋，患者很快就解除了痛苦，当然我也不是百分之百的每个病人都治好了，也有极少一部分患者效果并不理想，我自己也一直在学习，以期进一步提高临床疗效。论坛是一个交流学习的平台，在此我将自己临床十多年治疗筋伤的一些体会分享给大家，也希望各位朋友看了我的帖子后多提宝贵意见，我们大家共同提高，在临床中更好地为患者服务。

我从事骨伤临床至今已近十七年了，为什么我的标题是十年呢？因为我自己觉得头七年一直是在跟师学习，在这七年的时间里所学所用均是师傅们的经验心得，而且那七年时间基本是在师傅们的指导下行医，在那个时间段基本没有自己独立的见解。直到2002年10月自己开设骨科门诊时才开始独立行医，没有师傅们指导，也不受师傅们的约束，开始自己遣方配药，慢慢去融汇他们的治疗理路、方药手法，渐渐地治病立法也有了自己的一些治疗理路和治疗风格。至今独自行医刚好十个年头。十年的时间感悟到治疗筋伤（软组织损伤）疾病无非两个方面：一个是筋结（筋伤），一个是错缝。临床中很多疾病都是筋的问题，而通过拨筋治疗，很多筋伤疾患可以收到立竿见影之效，在这里我先谈谈关于筋的问题，今后有时间再和大家探讨错缝的问题。

大家应该都非常清楚，现在很多疾病——也就是患者感觉身体不舒服，身体某个部位酸胀疼痛，用了很多的医学仪器往往查不出具体的病因，因此西医医生常常拿它们没有办法，就给患者开一点镇痛药，叫患者多休息。吃药时患者倒感觉身体的疼痛不适消失了，但一停药则症状如故，患者深以为苦。此类患者求治于中医骨伤医生，我们专业的中医骨伤医生一看就知道这是筋的问题，筋失去了正常的柔软，"骨正筋柔，气血以流"，筋不柔和了，当然人体的气血运行也要出问题了，人体的气血运行出现问题，身体也就不舒服了，什么弯腰困难啊，脖子僵硬啊，身体转动不灵活啊，这一切也就跟着来了。治疗这类疾病的关键就是解决引起这类病痛的原始疼痛点，我称其为筋结点，这也就是我打算和大家探讨交流的一个主要问题。

什么叫"筋"呢？我们先来看看这个"筋"字。"筋"是一个会意字，从竹、从力、从月（月字大家都知道在汉字中主要就是代表肉字）。从这个字的本身大家都能够感受到筋是肉性组织，其可以像竹一样有一定的柔韧性，并可以产生一定的力量，正所谓"筋者，肉之力也。"在《黄帝内经·五脏生成》中提到"诸筋者皆属于节"，也就是说其居于关节周围。在《黄帝内经·痿论》中亦提到"宗筋，主束骨而利机关也"，关节的活动与约束都要靠筋来完成。在《黄帝内经》中还系统描述了十二经筋的问题。在此我也不一一赘述了。那么现在所指的筋是什么呢？能够产生力量、有一定柔韧性的肉性组织，而且与关节有一定的联系，那就是骨骼肌、肌腱、韧带、肌筋膜、关节滑囊，当然也包括神经、血管。临床的筋结点大都是肌肉附着在骨骼的起止点，也是肌肉组织主动收缩或者被动牵拉用力时的应力点，这些点就是临床劳损或者引起身体疼痛不适的原始疼痛点。临床中往往会发现，当肌肉附着的一端出现疼痛时，另一端的附着点也会出现疼痛，将两点连线，就是一个疼痛线，而在这条线上亦会有一些疼痛点，比如腰背部的疼痛，在骶脊肌从起点到止点往往会发现很多的压痛点。由于这些点的原因，其所属的肌肉就会因为疼痛而紧张痉挛，进一步导致整个肌群紧张痉挛，慢慢就会有多个、大面积的疼痛点，由这个原始疼痛点进一步扩展到面，再由这个面进一步发展而影响到整个人体。我的观点是在临证治疗时，除了找准疼痛点进行点穴弹拨，还要根据软组织的解剖知识、运动肢体的需要，照顾到面，根据经络理论在经络远端取穴。只要点、线、面、体很好地结合，临证施术就不会偏离大的方向，也才会取得满意的疗效。

　　人刚生下来时柔软无比，随着年龄的增大，身体逐渐僵硬，到死后完全是硬邦邦的尸体一具。这也就是中医说的人的形体属阴，如果这个形体没有阳气的敷布就是一团死阴，僵硬的。当人体有了阳气后，身体也就柔软而有了活力。少儿的身体为何柔软，就是由于他们是稚阳之体，阳气充沛之故。随着年龄的增大，人体的阳气逐渐衰败，身体也就逐渐开始僵硬起来。在我们中医骨伤常常会提到一句话"骨正筋柔，气血以流"。当然这是《黄帝内经》当中的一句话，学习中医者应该都知道这句话，只是骨伤提到这句话最多而已。也就是人体骨骼关节的位置一定要保持在人的生物力学线上，不要偏曲，这样肌肉韧带才不会僵硬，人体的气血才会正常流通，各器官组织才会得到正常的营养物质的濡养。现在很多正脊师的言论就是什么都归咎于关节错缝引起的"骨不正"。当然"骨正"和"筋柔"是相辅相成的，谁也离不开谁，"骨不正"会导致"筋不柔"，"筋不柔"亦会导致"骨不正"，临床治疗大多都是筋骨并治。这里我先不去谈论"骨正"的问题，先和大家探讨的就是"筋柔"的问题。

在中国民间有很多俗语，比如"筋长一寸，力大千斤""常练筋长三分，不练肉厚一寸"。道家亦有"筋长一寸，延寿十年"之说，可见自古以来人们对筋的重视，人到老年大多有弯腰、驼背、腿僵硬、浑身没劲等表现，这些老年人身体都比较僵硬而不灵活，而且多不长寿。有的老年人90多岁还健步如飞，腿脚灵活，腰也不弯，背也不驼，而且眼不花、耳不聋，这类人一看就知道是长寿之人。中医认为，人的衰老与阳气有关，当然这个阳气也就是人体的精气（真气、气血），《灵枢·刺节真邪》中提到："真气者，所受于天，与谷气并而充身者也。"这些精气就是濡养筋骨的。筋柔骨健，这些精气又需要筋来输送到全身。正所谓"真元之气，散于筋膜者，凡人病筋挛者，皆失真元所致"。只有筋柔软才会正常输送这些精气（人体的气血），如果筋缺乏柔韧性，那么气血就会痹阻，痹阻就会产生疼痛。这又应了中医的另一句话"通则不痛，痛则不通"了。痹阻日久则这个痹阻点就会形成筋结，临床治疗的关键亦是解决这个筋结，这个影响气血流通的障碍点，也可以称其为气阻点，筋恢复其柔，则气血才会正常流通，人也才会健康长寿。

总之，人体的筋要柔和而又有弹性，失去柔韧则病，恢复其柔则健。

论 摸 法

在《医宗金鉴·正骨心法要旨》中提到"骨之截断、碎断、斜断，筋之弛、纵、卷、挛、翻、转、离、合，虽在肉里，以手扪之，自悉其情"。这一句话就是我们中医骨伤医生经常说的"手摸心会"，指的就是摸法。摸法是一种检查手法，用现在的话说就是一种触诊的方法。也许有人会把这个手法理解为抚摸的手法，那是错误的。在传统的正骨八法中，摸法排在第一位，充分体现了摸法的重要性。众所周知，每一种疾病首先要明确诊断，你才会知道治疗方法。摸者，就是用手细细摸其所伤之处，要求医者充分发挥手指的感应性、灵敏性，通过医者手指的触摸，就能够感受到患者患病部位是骨裂、骨折错位（其错位的程度），或者是关节的脱位、错缝，或是筋的紧张挛缩、筋的出槽或者翻转等。以前在没有X线机或者CT的情况下，医者完全是凭借一双手去触摸、感知患者的病痛。一个高手完全凭借他的手去诊断，手摸心会。古语说"一分功夫，一分疗效"，那么在诊断疾病上亦是如此，在临床中大家都知道，治疗疾病不难，难就难在诊断，只要诊断明确，治疗的方向就大体明确了。诊断也需要医者下大功夫，在摸法上下功夫。孙思邈说为医者需"行方智圆，心小胆大"，我说从事我们骨伤临床的还需要再加上"手巧"两个字。

骨伤临床摸法无非针对两个方面：一个是骨，一个是筋。这个骨指的是整个骨骼系统，包括关节，不是单一摸某一个骨头。筋也就是整个肌肉系统，包括韧带、筋膜等。因为现在有X线机等医学设备，患者一旦是外伤所致，有明显肿胀疼痛者，医生都会要求患者去拍X

线片或者CT检查，或者去做磁共振，当然有的患者也会自己要求去拍片检查。故而对于骨折方面的一些摸法这里也就不探讨了。我主要谈论的是关于筋的问题，大家都知道患者只要出现疼痛，他疼痛部位的组织张力都比较高，一摸都是僵硬的，肌肉韧带都是紧张的，到底应该从何下手呢？我的观点就是先摸疼痛部位的肌肉，用手指的指腹顺着肌肉、肌腱、韧带的走向，垂直于这条走向用指腹来回拨动，你就会逐渐发现在这条走向上会有一个或者数个疼痛点，这个点就是引起疼痛的原始点（筋结），这个原始点大多在肌肉的起止部位。如果是多个部位或者多条肌肉疼痛，就要逐条去寻找，在每一个疼痛线上都会找到疼痛点。慢慢的，医者会发现在摸这些肌肉或者肌群去寻找原始疼痛点（筋结）的同时，患者的疼痛会有不同程度的减轻，其原因就是医者的手指在拨动触摸的过程中改变了其紧张肌肉筋膜的张力。其张力改变，则人体的机体结构也就逐渐趋于平衡，故而疼痛会趋于缓解或者消失。摸法为什么用指腹而不用指尖呢？我的观点是指腹的敏感性比指尖强，而且接触的面积也较指尖大。

这里我就不逐一去谈论每一个部位如何摸了，今后在谈论疾病的时候会逐一讲解的，写这些内容的目的是希望大家重视摸法，知道摸法在临床诊治过程中的重要性。摸法是功夫，功夫就需要日积月累。我希望有志于伤科的朋友们经常在自己或患者的身上用心去体验和印证。另外还要说的是医者在触摸检查时一定要心静，用心去感知，用心去体会。还有就是在《医宗金鉴·正骨心法要旨》中提到的一句话："盖一身之骨体既非一致，而十二经筋之罗列序属又各不同，故必素知其体相，识其部位。"这就要求每一位医者必须熟悉人体的解剖结构，只有熟悉了人体的结构，才会知道什么是正常，什么是异常。

总之一句话，希望大家重视摸法。

论 手 法

　　对于手法也就是人们常常说的推拿，又称之为按摩、按跷。在《黄帝内经》中亦有多篇提到此法，如《阴阳应象大论》中提到"其在皮者，汗而发之；其剽悍者，按而收之。"《异法方宜论》中提到"中央者，其地平以湿，天地所以生万物也众。其民食杂而不劳，故其病多痿厥、寒热。其治宜导引按跷。故导引按跷者，亦从中央出也"。《血气形志》有"形数惊恐，经络不通，病生于不仁，治之以按摩醪药"。由此可见上古之时，推拿已经是我们治疗疾病的一种重要的手段了。现在我发现很多人都在研究方药与针灸，很少有人谈论推拿手法了，这是一个值得思考的问题。在中医伤科临床一直流传一句话"七分手法三分药"，这句话就说明了在治疗筋伤疾病中手法的重要性，而现今大多数医生对手法已经很不感兴趣了，他们临床治疗大多借助一些理疗仪器，这些仪器对于一些轻浅的疾病还是有一定作用的，但对于深层筋膜的问题或者小关节的错缝却没有办法解决。对于深层筋膜的问题或者小关节错缝的问题就必须要通过医者用手法来治疗才能取得满意的疗效。治疗疾病的手法有很多种，这里我就不去具体谈论这些手法的操作方法，各种书籍或者网上到处都有关于手法的操作方法。有兴趣的朋友可以自己看书查找一下各种推拿手法。这里只谈谈我对手法的一些认识。

　　在《灵枢·官能》中提到"爪苦手毒，为事善伤者，可使按积抑痹。手毒者，可使试按龟，置龟于器下而按其上，五十日而死矣。手甘者，复生如故也"。关于"爪苦手毒"一语，颇有深意也，究此"试按"，并不是要求人用力按龟而毙之，而在按人之手气也。我的理解就是学习推拿的人，必须要先练气，有一定的气功基础，古语云"一分功夫一分疗效"，这个功夫也包括有一定的气功。以前的伤科医生大都是武术家，也说明了这一点。我认为从事推拿不在于医生到底有多大的力，而在于医生有多大的劲，这个劲就是内劲，有劲才会有渗透力。我的师傅们都要求我练习气功。我现在每天诊治50多位患者，多的时候有80余人，这些病人大都要施予推拿，而我一天下来并不觉得疲惫，其原因也得益于我练习过气功的关系。也许有人会问你每个病人都推拿，有那么多时间吗？我告诉大家，每一个病人推拿时间并不长，我临床治疗一位病人大多就5～10分钟。我有位师傅治疗疾病使用手法时间更短，就在2～3分钟的时间，而且效果奇特，其取得效果的原因就是手法到位，这个手法到位指的是力度达到病变部位。我这位师傅的手法更简单，治疗疾病就是一个点压，寻经点压。我认为对于手法的操作方法不在于多，主要在于你的这种手法能够达到治疗效果即可。我以前学习过100多种手法（包括单式、复式），但现在用得最多的也就是一指禅点穴推拿法和拨法。不是我不重视其他手法，而是通过这么多年的体会，不论你使用什么手法，选点准确且力量能够渗透到病变组织，解除患者的病痛才是关键，而且施行手法不在于时间的长短，并不是治疗的时间越长效果越好。

在筋伤领域，我一直认为引起症状的常见原因有两点：一个是肌肉韧带的痉挛，一个是关节的错缝。我在临床中发现筋伤病人80%都是由此两种原因引起的，而这两个问题运用手法治疗是很重要的。我认为手法治疗要达到奇效的关键是推拿时要选准治疗的"点"，如果这个"点"没有选准，临证施术亦不可能取得满意的效果，这也就如《医宗金鉴·正骨心法要旨》中说的"伤有轻重，而手法各有所宜，其痊可之迟速，及遗留残疾与否，皆关乎手法之所施得宜。"此处的伤虽指"跌打损伤"而言，但我认为一样可指导于筋伤疾病方面，运用推拿的要求就是手法的施行要"所施得宜"。在《医宗金鉴·正骨心法要旨》中还有一句"临证之权衡，一时之巧妙，神而明之，存乎其人矣。"也是要求医者临证时能够明确病变部位在什么地方，知道应该用何种手法来进行治疗。用推拿来治病疗伤，就是借用手法的外力直接或间接引起关节位置的改变以及肌肉、筋膜等软组织的变形，使撕裂得以归复平顺，以改变人体的病理状态，从而达到治病疗伤的目的。手法亦是以经络为中介，借用手法外力对经络组织（在不伤害人体局部组织的前提下），形成最大的激活作用，从而取得最佳的疗效。手法的运用均应以中医的整体观为主导，强调局部与整体相统一。每一种疾病的治疗，手法亦不是一成不变的，即所谓"证不变，法不变；证变，法亦变。"正如古人所说"兵无常势，医无常形，能因敌变而取胜，谓之神将；能因病变而取胜，谓之神医。"推拿治疗亦要因证而变。其手法的"所施得宜"我认为要注意两点：一是手法的术式，也就是手法的各种具体操作方式，只有选用对症的术式，临证施术才会有很好的治疗作用；二是手法的剂量，也就是手法力量的轻重，时间的长短，动作的大小。此二者临证运用时必须灵活，才会达到最佳的治疗效果。临证手法虽然有变，但均有一个大的指导方向，这个方向就是"点""线""面"的结合。"点"就是病变点，这个点可能是一个错缝点，也可能是肌肉组织的一个痉挛点，就是引起症状的关键点。"面"就是这个病变点上下左右邻近的肌肉群。"线"有双重含义，一是指经络的路线，一是指肌肉的起止点。在临证推拿时，除了找准疼痛点用点穴弹拨，还要根据软组织的解剖知识、运动肢体的需要，照顾到面，根据经络理论在经络远端取穴。只要点、线、面很好地结合，临证施术就不会偏离大的方向。总之我的观点是手法取效的关键就两点：一是力度到位，一是病位选准。

　　我个人认为学习推拿者必须遵循以下几个原则：①明确诊断。②辨证准确。③手法对症。④定点而治。⑤刚柔相济。⑥动静结合。⑦动则简洁。⑧以巧代力。⑨收发迅妥。⑩劲力透达。

总之，我认为在治疗筋伤疾病方法中，手法是一个非常重要的治疗手段，希望能够引起大家的重视。

 ## 南宫门秘传内劲功法

凡从事推拿与针灸的人，手上必须要有劲道，才能够真正去体会针推之要妙。历代伤科与针科均要求学习者练功，而当今很多从事针灸或者推拿的医生根本不明白此为学习针灸推拿的关隘之处，故他们临床常常取效不捷。何谓"功"，就是当今所说的"气功"也。气功自古到今没有一个固定的名称。在道家叫修真，也称为炼丹或者虚无；佛门叫做悟证，也叫参禅或者叫解脱；儒家叫做坐忘，又称修身或者叫养性等等。其目的都是修养心性，修炼心力。心力聚则神聚，神聚则功力聚。针推治病之时要求心施于力，力系乎气，气至病所而功成。

当今气功之名繁杂而乱。这里介绍一种南宫门内功心法，简单易学，供同仁参考。

练法如下。

（1）两脚平行分开，与肩同宽。两手五指自然分开，垂于体侧。两膝自然微曲，涌泉涵空，十趾微抓地面。尾闾中正，谷道上提（提裆）。头正颈直，两眼平视前方。全身放松，舌微顶上腭，排除杂念，静立片刻。

（2）两臂自然放松，腰向右旋，以腰催左肩，左肩前摆带动左臂向前水平伸出，此时，右臂恰好随腰右旋被拉回略向后，形成左臂前伸，右臂微后撤（注意：右臂的后撤是由腰的右旋催送左手而自然形成的，绝不是右臂的单纯后收）的姿势。此时，再将腰左旋，以腰将右臂催送前伸。如此不停地用腰的左右旋转来催送两手向前来回伸探，十指微曲，意在指端。初练时可缓慢运行，主要体会腰催肩、肩催肘、肘催手的三催劲。熟练后可逐渐加快速度，体会浑身整体抖弹的感觉。当然，练习过程中两脚的微微蹬地传力也是必不可少的，舍此则为无源之劲，这只能靠习练者自己从中去认真体悟。

坚持习练此功十日左右，便觉得两手指端热、胀、麻感甚强，甚至十指端似有水银流动般之热流感。此时，内气已直贯指端矣！坚持习练，其妙无穷。

此功看似简单，实则奥妙异常，法简效宏，诚为难得的内家秘技。所谓大道至简至易，诚非虚言也！

但要说明的是一般练习推拿针灸者，就练习此步即可。练此功后还要用手指叩击沙袋，以增强手指的击打力，目的是用于点穴。叩击沙袋后用药酒外洗双手，预防手指局部损伤。

以前看很多关于气功的书籍都提到意念。而我练习此功法和少林内劲一指禅功法时都要求练习者不用意念，自然放松即可。师傅传授时并没有说为什么不用意念，初学时我一直心存疑念，后看了相关书籍后始悟，内家功法都是有无相生，化有为无，无中生有，返璞归真，即化本力为虚无的内劲，而内劲一触即发也。

附：少林洗手方

生川乌 50g	生草乌 50g	生半夏 100g	青　盐 100g
蒺　藜 50g	地肤子 20g	硫　黄 100g	狼　毒 100g
海　芽 50g	生天南星 50g	地骨皮 50g	透骨消 50g
天　丁 50g	紫花地丁 50g	黄　柏 20g	刺五加 15g
桂　枝 25g	防　风 20g	杜　仲 25g	细　辛 15g
枳　壳 20g	骨碎补 25g	三　七 30g	羌　活 50g
秦　艽 20g	花　椒 50g		

论拨筋原理

在医学这个行业，随着自己临床经验的积累，一个时期有一个时期的感悟，特别是中医这个领域是在感悟中不断提升自己的。记得张锡纯有一句话"学医贵在自悟，理精方能艺熟。"我一直很推崇这句话，对医学理论是很重视的。一个治疗方法如果只是懂得去操作而不明其机制就好比自己只是一个工匠。而我内心深处一直希望自己是一个设计师而非一个只知道操作而不明就里的工匠。近日在拨筋上有一些新的感悟，记录于此。

> 拨筋医理肇阴阳，对称平衡是总纲，
> 阳温阴濡筋柔韧，阳弱阴聚则结生，
> 诸痛在脏皆属心，火弱失温寒湿生。
> 疼者冬也寒气收，湿亦阳弱现筋急。
> 筋之结成皆寒聚，阳不温通疼痛生，
> 拨筋之机在通阳，阳通阴霾散无踪。

人体是一个对称平衡体，其生物力学一旦失去平衡就会出现疼痛等症状。以前一直认为拨筋拨的就是肌肉、韧带，通过最近一段时间在病人身上的摸索、感悟和思考，进一步体会到拨筋拨的是中医经络中的筋经，而这种筋平时隐而不显，调整掌控着人体的动态平衡，只有在病态下才会表现出来。并非肌肉和韧带可以比拟的。在我们中医骨伤常常会提到一句话"骨正筋柔，气血以流"，这是《黄帝内经》当中的一句话，学习中医的应该都知道这句话，只是骨伤提到这句话最多而已。"筋柔"气血才会正常流通，如果气血不能够正常流通了，那么筋一定会失去正常的柔韧性，局部也会出现反应点——筋结，这个筋结点也就是导致气血不能正常流通的痹阻点。这个筋到底是什么样子的呢？如果看见杀鲤鱼时挑筋的就会明白，这个筋就像鲤鱼那个筋一样，像一根白色的细线。在我最近的感悟中，拨筋时在筋结的深层都会触及一条细长的筋，拨动这根筋的效果远远大于拨动肌肉和韧带。有很多疾病通过拨筋治疗都会立竿见影出效果，特别是一些急性的痛证，如腹痛、头痛等，只要点选准了，可以收到显著的效果。

 ## 十二筋经是人体的十二条力线

我认为十二筋经实际上就是人体的十二条力线，就是十二经脉之气结聚于肌肉关节的外周链属部分，是十二经脉之气濡养筋肉骨节的一个重要体系。就如《素问·痿论》中所说的"宗筋，主束骨而利机关也。"这十二条力线只要某一根出现异常，那么这条力线所属的区域就会出现相应的一些症状。相信很多从事疼痛医疗的朋友都会经常听到患者说"感觉身体的某个部位有一根筋绷着"这类话吧！这就是我想要说的，筋经就是人体的十二条力线。后来在临床中我在触摸患者病变部位时，发现很多疼痛反应点——筋结部位的深层都会触摸到一根细长的筋，而没有症状的部位怎么摸都不会摸到像5号鱼线粗细的筋。也就是说局部出现了障碍这根筋才会出现，而平时是隐而不显的，同时也说明这些地方是经气不通的地方，经气在此结聚了。"痛则不通"，经气不流通，那么局部就会出现疼痛了。治疗就是要将这个部位的筋拨开，使经气能够正常流通，那么疾病也就会随之好转。

后来通过自己临床一步步验证，在拨筋时将这些反应点深层的这一根根细线拨松后症状均会明显缓解，可以说是立竿见影，手到擒来。在临床中还发现，人体的这些反应点——筋结点，它们都是有一定规律的，大都按十二筋经的走向排列，故而我说十二筋经实际上就是人体的十二条力线，亦是人体输送经气的十二条通道，它们把持着人体的动态平衡。

群贤见智录

z555798：谢谢家祥先生分享，真乃实践出真知，长才干噢，非临床不知，非详察不悟也。个人感觉此观点对于中医痿证，尤其是后期康复治疗有重要参考价值，好像没有权力加分，只好赞一个！

yzgyt：看王老师写这文章虽然言短但意义深远。我临床擅长推拿，我也喜欢摸阳性反应筋结。我是当年看《针灸大成》时看到了一句话后明白了其中的道理。人有十二正经，同样有十二正筋，经络敷在正筋上，正筋是运动肌群主宰运动的，精血不足，经筋失养会出现拘紧、筋结。经筋拘紧会导致经络气血阻滞。这是我个人见解。

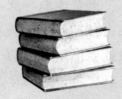

弹拨手法之我见

在论坛中骨伤方面讲药的帖子很多，针灸推拿方面讲针灸的帖子很多。针灸多介绍穴位，而针刺手法的帖子相对很少。推拿称之为手法，针刺的方法亦为手法，临证中手法之重很少有人言及。在此简单谈谈我临床最为常用的推拿手法——弹拨法（又称为弹筋拨络法）。

在传统骨伤领域中，骨科分为不同的派系，各个派系均有自己治疗伤病的独门手法及独门方药。我早年初学骨伤时，在手法的学习上颇下功夫，所学治疗筋伤的手法有100多种，在后来的临证中去粗取精，我临床常用的手法慢慢只有几种了，而运用最多的就是一指禅推运手法和弹拨法。

弹拨法是已故骨科名老中医杜自明治疗伤病八法中的两种手法。其治疗伤病的八法是：点穴（为主）、理筋、分筋、弹筋、拨络、滚摇、升降及终末镇痛镇定法，弹拨法就是弹筋法和拨络法。杜自明所传下来的这个派系在成都称之为杜派，是成都骨科四大派系之一。1995年我在成都第一骨科医院学习时有幸跟随杜自明的外甥马存泽老师和杜自明的高徒张鉴铭老师，在他们的指教下对杜氏手法及方药运用略有所得。

弹筋法就是医者用右手拇、示、中三指握紧应弹部位的肌肉和肌腱，稍用力向上提起，然后突然放下，使该部位肌肉肌腱迅速弹回原位，有如拉弓放箭状，这种手法就是弹筋法。若肌肉或是肌腱不易提起，则可用拇指或是示指来回拨动肌肉或是肌腱，有如拨动琴弦状，这种手法就是拨络法。因两种手法有相似之处，所以我合称其为弹拨法。

弹拨法有震荡经气、促进血运、通利关节的作用。弹筋法属于强刺激手法，要求用力必须适当，切不可死力蛮弹，弹筋的轻重要根据患者的病情和体质而定，操之过急会引起患者的不良反应。且弹筋法要有弹性，下手要准、快，这样一可避免患者感觉过分疼痛，二则能使机体的气血运行起来，使气血流畅，邪气疏泄，从而达到治病疗伤的目的。相比之下拨络法的力量要小得多，而且要浅表些。虽浅表，但施行手法时亦要求达到"拨其表而动其里"。当然要做到这点，施术者手法力道必须经常练习。

弹拨法在全身多个部位皆可运用，如果手法得当，临床常常可以获得立竿见影之效。

腰痛奇穴——痞根穴

　　痞根穴属于经外奇穴，此穴在临床中多用于治疗痞块经久不愈，还可以治疗很多疾病如胃痛、胃痉挛、反胃、胃炎、胃扩张、胃下垂、肝炎、肝脾大、腹中痞块、腰痛、疝痛、咳逆、肠炎、便秘等。其治疗范围很广泛，是一个值得重视的穴位。

　　此穴位于胸腰部交界的位置，在第1腰椎棘突下，左右旁开3.5寸处。我在临床中发现腰部疼痛的病人在痞根穴处多可以摸到硬性呈条索状的筋结，特别是腰部肌筋膜炎（以前多称之为腰肌劳损）的病人在这个部位基本都有筋结，病情越久越明显，其硬度和大小与病情息息相关。临床中通过弹拨此穴位，患者症状可以立即减轻，随着病情的减轻，痞根穴处的筋结亦随之变软、减小并逐渐消失。且临床中发现此穴治疗腰部肌筋膜炎有特效。

　　临床中我运用痞根穴治疗腰部疼痛的案例很多，列举如下。辜某，女，43岁，2011年4月18日初诊。患者每坐上十多分钟即觉胸腰部酸胀，坐的时间越长症状越明显，站立活动后症状减轻。此症状已经持续3年，曾经多处医治，采用过推拿、针灸、外敷药及内服中药等多种治疗，一直没有收到效果，病情有增无减。腰部CT、磁共振、彩超检查均未见异常。此患者行走活动均正常，就怕坐，甚以为苦。刻诊：双侧腰大肌与骶脊肌有轻度僵硬感，双侧痞根穴处均可触及2cm×2.5cm的硬性结块，局部压痛明显。腰部自主活动前屈部分受限，其他活动基本正常。此病就是腰部肌筋膜炎（俗称腰肌劳损），治疗用弹拨法拨双侧的腰大肌与骶脊肌，重点弹拨痞根穴，两侧各弹拨1～2分钟，然后顺骶脊肌用理筋手法，每次治疗15分钟左右。第一次痞根处的结块即感觉变软。每日治疗1次，2次后患者即觉症状缓解了，治疗15次后症状基本消失，痞根穴处的结块亦消失了。后该患者自己要求巩固治疗了半个月，至今没有复发。我临床中治疗腰痛多配合中药外敷和内服，此患者不愿意内服中药，外敷药又过敏，故每次就是单一推拿，故而此案例能更好地说明痞根穴的重要性。

　　我对痞根穴的理解是，痞根重在一个"痞"字，这个"痞"字是由"否"卦演变而来的，"否"者，天地不交通之意。中医将这个字演化为"痞证"，是指胸腹部胀闷不适而外无硬结之形的症状（此是从内部症状来描述的），此证多从内部气机升降失常来论，而我认为内部气机的升降失常必然会导致经气的运行失常，经气运行失常则会郁积不通，不通故而会产生疼痛或其他不适。临床中通过推拿或者针刺痞根穴调理的就是经气，目的亦是使经气能够正常流通，通则不痛，故而可以治疗腰部的疼痛或其他一些疾病。我认为将痞根穴理解为治疗包块的穴位是不正确的，从事推拿者大多可以发现在脊柱两旁的一些穴位上时常触及包块硬结，而这些有筋结出现的穴位，其对应的脏腑会有相应的疾病，通过推拿或针刺这些部位，患者的病情即会得到缓解。由此可以说明筋结的形成就是人体病气（不正常的经气）在体表的一种聚结。而病气在人体是由浅入深，逐渐发展的。在背部的膀胱经上有一个膏肓穴，可治疗人体虚损一类的疾病。对应此二穴就会发现人体穴位的一些奇特奥妙之处。我的理解，痞根就是人体疾病初始阶段，经气运行不畅；如果病情逐渐发展，就会由痞根进入肓门，向上经过膈关，逐渐到膏肓而不治了（病入膏肓）。

　　上面这个病人的情况在临床中有很多类似者，均是不能久坐，其他基本正常，患者常常为此事而苦恼。这种现象就是一个经气不通畅的原因，治疗就是调其经气，使经气能够正常流通则病情消失。使用弹拨时手法一定不能生硬，要柔和。因常常有一些病人或同行向我咨询类似情况的治疗，故而在此将我个人用此穴的一点体会谈出来，希望能对类似的患者有一定的帮助。

群贤见智录

苍穹jiff： 家祥兄，取此穴艾灸治疗子宫肌瘤有奇效，我个人临床已验证多例，皆良效。

300： 痞根一去委中操，无论腹中无论腰。谢谢分享经验。

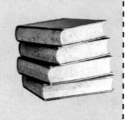

交经缪刺话痞根

缪刺出自《素问·缪刺论》，现在从事针灸者基本都知道缪刺是怎么回事。就是左上肢有疼痛等症状的，在右下肢对应的部位选取疼痛点进行针刺；右上肢有疼痛等症状的，在左下肢对应的部位选取疼痛点进行针刺；下肢症状在对侧上肢取对应点针刺的一种治疗方法。临床中，四肢的疼痛用缪刺常常可以收到显著的疗效，很多人均是知其用而不明其理，我亦曾迷惑于此。左右上下的交替对应，必然有一个路径，在经脉中有上部疾病沿经脉循行的路线在其经脉所过之处的下面取穴治疗，这是大家都熟悉的，那么缪刺的理论基础是什么？其原理和经脉的理论是一致的，都有一个路线可寻，并不是只有上肢和下肢的对应而抛开躯干部分，其循行路线亦是经过了躯干的。

一次偶然的治疗让我对缪刺的机制忽然感悟，在给一位腰椎间盘突出的患者治疗时发现，患者因腰部伴左下肢疼痛2个月加重6天来诊的，来诊时左下肢疼痛比较剧烈，需人搀扶。我临床中给腰痛的患者治疗习惯是整个脊柱两旁的骶脊肌都要拨一下，其目的一是检查有无压痛点或者筋结，二是放松整个脊柱，可以加强治疗效果。我发现这位患者右侧肩胛骨内侧的骶脊肌有一个明显的筋结点，按压这个点时患者突然大叫，说我按的位置非常疼痛，而且左下肢均感胀痛加剧，不能忍受，头上汗大如珠，表情非常痛苦。当我松手后患者说左下肢的胀痛减轻。又按拨这个点，左下肢胀痛如故。当即我感觉非常诧异，这是怎么回事？于是对这个患者我沿着力线仔细触摸，发现患者右上方的冈下肌、右肩肩贞穴上方均是一线紧绷的。沿右肩胛的这个点向下至胸十二椎旁的骶脊肌亦较左侧僵硬，而再下方的腰部则是左侧僵硬于右侧，特别是髂腰肌。在左腰一椎外侧的痞根穴亦明显有一个筋结点，左髂嵴下的跳跃穴、左大腿外侧的风市穴、小腿阳陵泉穴均有压痛点，且这一线的肌筋膜均僵硬。于是我将患者右肩至左下肢的这一条线僵硬的筋膜和疼痛点慢慢揉拨开，患者当即下地行走自如，感觉疼痛减轻大半，是其这2个月来感觉最轻松的时候，其后我又选择这几个筋结点针刺后在针尾加灸，此患者治疗12次症状消失。此后，对每一个腰腿疼痛的患者我都要交叉检查一下，发现很大一部分患者在背部和肩部这条力线上，或者在上肢的一些对应部位可以摸到敏感点，而治疗时沿着这条线的敏感点使用拨法将这些点松开，临床治疗效果明显提升。

以前治疗髂腰肌损伤时多是在疼痛部位揉按，效果并不太理想，如髂腰肌的拉伤，治疗不如单纯的腰部肌筋膜扭伤效果来得快，其恢复大都需要一周或者半个月的时间，在此之前我感觉髂腰肌的损伤修复慢，而当发现这条力线后，我均在这一线的上下方取反应点弹拨，临床常用的是同侧的痞根穴和股骨大转子上方的一个点，基本都是点拨后疼痛立即减轻，大多一两次即可痊愈，其临床效果显著提高。

经言"直者为经，支而横者为络"。经脉中的络脉是纵横交错的，且络脉有大络、小络之分。在《素问·缪刺论》中提到"邪客于皮毛，入舍于孙络，留而不去，闭塞不通，不得入于经，流溢于大络而生奇病也。夫邪客大络者，左注右，右注左，上下左右，与经相干，而布于四末，其气无常处，不入于经俞，命曰缪刺"。在《素问·阴阳应象大论》亦提到"善用针者，从阴引阳，从阳引阴，以右治左，以左治右，以我知彼，以表知里，以观过与不及之理，见微得过，用之不殆"。在《素问·举痛论》提到"寒气客于脉外则脉寒，脉寒则缩踡，缩踡则脉绌急，绌急则外引小络，故卒然而痛，得炅则痛立止；因重中于寒，则痛久矣"。从以上的经文可以看出，引起疼痛的原因多是络脉的问题，其邪气可以通过络脉的大络左上向右下、右上向左下或者是左下向右上、右下向左上的交叉路线传递，由此也可以推断出背部两条交叉的力线就是人体的两条大络脉。其交叉点就是脊柱第11胸椎棘突下督脉的脊中穴，由此也可以感受到这个穴为什么叫脊中穴了，因为它是上下之中，亦是上下交叉的中心部位。临床中很少有患者在脊中穴有明显压痛点，而在其交叉后的下方，腰一椎体两旁的痞根穴均有明显的压痛点。这个痞根穴又是一个值得推敲的穴位，我对痞根穴的理解是，痞根重在一个"痞"字，这个"痞"字是由"否"卦演变到中医来的，"否"者，天地不交通之意。人体经络之气在此上下交通输布的地方，其气运行顺畅则不否而通泰，其气在此堵塞不通则痞结。我认为大多将痞根穴理解为治疗包块的穴位是不正确的，其作用是疏通经气，故而我再次向朋友们推荐此穴。

头痛头晕风池上

颈椎病常常引起头痛头晕，在治疗过程中我发现一个非常重要的部位，对这个部位进行弹拨后头痛头晕多会立即缓解，这就是斜方肌在头枕部的依附部位，我称之为风池上。因为临床疗效非常好，我也一直思考这个部位为什么有效果，头痛90%都是由于头部肌肉痉挛所致，当然引起头部痉挛的原因有神经刺激、血管痉挛反射或者局部炎症刺激等原因，而头部肌肉的痉挛是其病态反应。风池上这个部位连接着枕额肌，亦是枕大神经所出之处，故而整个头部都可与这个部位有联系，因此点按这个部位可缓解整个头部肌群的痉挛现象。

那么中医的认识是什么呢？中医认为，头为诸阳之会，是元神之府，精明之府。头部是人体阳气聚集之处，五脏六腑的精气均上注于头部的眼窍。在《灵枢·卫气行》中已经明确描述"平旦阴尽，阳气出于目，目张则气上于头"。当人从睡眠中醒来的时候，卫气就通过头部的手足三阳经向下输布于人体各处，而头枕部位是阳气下达的必然部位，这个部位如果有问题，则阳气不能下达于周身，人体的精气亦不能上输于头部。阳气不能下达，郁于头部则头痛，精气不能上输于头部则头晕。故而这个部位是治疗头部疾病的关隘之处。

临床中我发现头部疾病在这个部位都有显著的压痛点，而头痛部位不同则在头枕部的压痛点亦有所偏差，常常在局部可触摸到一条细小的线状的筋，头痛部位不同则这根筋或者疼痛的点亦有变化，治疗就是弹拨这根细小的筋或者针刺这个部位，症状典型者绝大部分可收到立竿见影的效果。头痛偏于颞部近耳一线，疼痛点或者筋偏于斜方肌起点的外沿；头正中疼痛，则这个疼痛点居于斜方肌起点的内侧部位；头正中偏外侧一线疼痛，则这个疼痛点或者可以触摸的筋就居于斜方肌起点的正中部位。下面试举几个案例。

例1 刘某，男，25岁，患右侧偏头痛10年，其疼痛部位居于头正中偏外沿，常常夜间疼痛得不能入睡，今年7月来诊，查右侧斜方肌起点的正中部位可以触摸到一条细小的筋，按之疼痛牵拉到右侧眼部眶上孔，针刺取右风池上压痛处和右眼部鱼腰穴，配合内服中药吴茱萸汤化裁，前后治疗近20天，症状消失，至今随访无复发，此例还在进一步观察中。

例2 曾某，男，65岁，右侧颞部阵发性抽搐性疼痛3天，间断时间不足3分钟，3天来夜不能寐，患者非常痛苦，在其风池上外侧按压患者即感剧痛，另外在右侧太阳穴上方1cm处亦有一明显压痛点，在这两个部位弹拨了几下，当即感觉疼痛明显减轻，后在这两个部位针刺，在留针过程中患者安然入睡，因考虑到其3天没有睡个安稳觉，故留针1小时。针后患者自己觉得右侧颞部还隐隐作痛，辨证处方吴茱萸汤化裁。次日来诊已经没有明显疼痛。巩固治疗1次。

例3　周某，男，63岁。患者当天晨起用冷水洗脸后即出现右侧鼻根连及头顶部牵扯性剧烈疼痛，当即予针刺右风池上的内侧和睛明穴，针后疼痛消失，一次而愈。

例4　罗某，女，22岁。突发头部剧痛。此情况从17岁开始，每年都有几次，头部各项检查都没有异常，疼痛以前额为主，双风池上按压疼痛明显。予弹拨两侧的风池上，当即疼痛明显缓解，后针刺印堂、双合谷、双太冲。TDP照射额部。留针30分钟，疼痛基本消失。

例5　王某，女，45岁。颈项疼痛伴头晕、恶心1天，颈项活动即感眩晕加重。来诊时整个颈部肌群僵硬，双风池上均明显压痛、僵紧，予颈部推拿后重点揉拨双风池上，头枕部给予放松后患者当即感觉眩晕明显减轻，恶心的症状消失。配合内服苓桂术甘汤合泽泻汤，治疗第3天时症状消失。

临床中我运用风池上这个部位治疗头痛眩晕的案例不胜枚举，这里仅抛砖引玉，此穴的潜在用途还很多，我曾经有一个上臂剧痛的案例，也是通过这个治疗部位取得良好的效果，因为此帖的目的是向大家推荐此穴，案例中我没有描述辨证的过程。希望论坛的坛友们在今后的运用中反馈治疗的信息，大家共同总结提高。

胸锁乳突肌损伤

在后面的帖子里我将谈论一些筋伤病的手法治疗，当然我临床治疗筋伤并不是单纯以手法治疗，一般视病情而定，大多配合外敷和内服中药。在这里我只谈论关于拨筋的手法，从事临床这十几年来，我的观点一直是手法重于药物，很多疾病单纯用手法即可治疗，而单纯靠敷药和吃药是很难解决的。我先从颈部的一些疾病谈起，为了便于大家体会，将一些疾病简单化，比如颈椎病是多个肌群的问题，我将其颈部的一些疾病划分出来，大家了解以后，再综合一下就会发现，颈椎病并不是那么难以治疗的。在这里我先谈论一下胸锁乳突肌损伤。

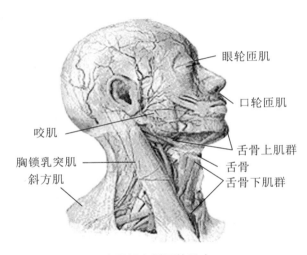

头颈部右侧面的肌肉

　　胸锁乳突肌位于颈部两侧皮下，大部分为颈阔肌所覆盖，在颈部形成明显的体表标志。胸锁乳突肌是由副神经支配，它起自胸骨柄前面和锁骨的胸骨端，二头会合斜向后上方，止于颞骨的乳突。作用是一侧肌肉收缩会使头向同侧倾斜，脸转向对侧，两侧收缩可使头向后仰。该肌最主要的作用是维持头正常的位置、端正姿势以及使头在水平方向上从一侧向另一侧观察物体的运动。一侧病变肌痉挛时，可引起斜颈。

　　胸锁乳突肌损伤，俗称落枕，多由于睡眠时颈部姿势不当，颈部扭转斜置于枕上，使胸锁乳突肌肌腹受到牵拉，颈部肌肉长时间过伸，引起胸锁乳突肌保护性痉挛所致。此病亦有外伤引起的，比如常做扭转颈部活动的人，突然过度转头导致胸锁乳突肌拉伤。亦有睡觉时颈部该肌肉受到寒冷刺激所致的。此病是一种多发病，虽然没有生命危险，疼痛和功能障碍也是暂时的，有时不用治疗也可以自愈，但若得不到很好的治疗，部分可以发展为颈椎病，临床中由于胸锁乳突肌经常反复疼痛而发展为颈椎病的患者是很多的，故而不能忽视此病。

　　此病的临床表现主要是颈部僵硬，酸痛不适，头向一侧歪斜，颈部呈后仰状态，向健侧转头受限，或头前屈明显受限。被动转头或颈部做过伸活动时，会引起胸锁乳突肌疼痛加重，甚至会引起胸锁乳突肌痉挛。其疼痛严重者累及副神经可牵涉患侧肩背部和上肢疼痛。其症状轻微的主要是胸锁乳突肌肌腹部压痛，但检查时大多数患者在胸锁乳突肌的起点和止点上均有明显的压痛，病程久者会在这两个部位出现条索状筋结，而且大多在胸锁乳突肌的止点。此病的治疗比较简单，患者取坐位，医者在其身后，先用示、中、环三指扣住胸锁乳突肌前缘来回上下拨动，拨动时力量不宜太大，目的是放松该肌肉，拨动该肌肉数次后，重点是点揉其肌肉止点的筋结（疼痛点）。此时可以一手护住头部，一手拇指按于胸锁乳突肌的止点，徐徐用力并向患侧旋转头部。此时的关键是点按的手指要向对侧眼眶方向用力，用力不宜太猛，应徐徐逐渐用力，镇定30秒钟左右，再揉按一下风池、扶突、肩井等穴位以疏通气血。一般术后患者症状即可消失或者减轻。

　　例　刘某，男，2012年9月28日初诊。诉当日晨起时即觉颈项疼痛不能转动，动则疼痛加重。见下颌向右侧歪斜，头部稍稍后仰，查头部不能向左侧转动，左胸锁乳突肌明显紧张，左胸锁乳突肌止点压痛明显，治疗用上面的方法，一次即愈。

肩胛提肌损伤

　　先从一个病案谈起。张某，女，35岁，2012年8月15日初诊，患者于4个月前在工地搬抬东西时不慎被上面倒下的一个钢管击伤头部，患者当即感觉头晕、头痛、恶心欲吐。曾经在区医院CT检查颅脑无异常，诊断为轻微脑震荡，对症治疗半个月患者依然头晕、头痛。患者又先后到其他医院检查治疗，做了多次头颅及颈椎的CT与磁共振，均未见异常，但患者一直头晕、心烦，并阵发性发热、出汗。因为各项检查都正常，有很多人都认为她有精神病，患者对此深以为苦。经人介绍前来我处求治，刻诊见患者颈部肌群僵硬，头部活动受限，低头时头痛、头晕加重，在颈椎左3、4横突处可触及一2cm×3cm的条索状筋结，压痛明显，按压时疼痛向枕部放射。左肩胛骨内上角处亦可触及一1cm×2cm的筋结，点按这个筋结时患者感觉心中有一种紧迫感。此时我心中已经明白患者的根结所在，此乃肩胛提肌损伤之故。肩胛提肌位于颈项两侧，肌肉的上部位于胸锁乳突肌深侧，下部位于斜方肌的深面，为一对带状长肌，起自上位颈$_3$、颈$_4$横突的后结节，肌纤维斜向后下稍外方，止于肩胛骨上角和肩胛骨脊柱缘的上部。此患者按压疼痛部位刚好是肩胛提肌的起止点，我分析是患者当时在搬抬物品时埋头体位，钢管由上向下打击头部时肩胛提肌被猛力牵拉致伤，当时由于头部症状典型，故各医生忽略了颈部的问题，医生们由于CT和磁共振没有发现异常，故只能对症用药，患者根本问题却没有解决，肩胛提肌的问题由于长时间没有得到解决，肌紧张日渐加重，其颈部神经与交感神经长期受到肌痉挛的刺激，症状一直不减。治疗只要解决了肩胛提肌损伤的问题，其他症状就会消失。治疗以推拿为主，先揉按颈部肌群，适当放松后重点弹拨颈椎左侧3、4横突和左肩胛骨内上角的筋结，再点按左侧的肩井和手三里。术后患者即感觉全身轻松，头晕、心烦的症状减轻。对于此患者，我配合了外敷软坚散结的中药，隔日治疗1次，共治疗了8次，临床症状消失。

此病大多见于低头伏案工作的人，肩胛提肌由于长期被牵拉所致，其临床表现为颈肩部酸痛，并有沉重压迫感。肩胛上部不适，多于劳累、外感受凉时症状加重。病程长者可有头痛、头晕、心烦等症状，大部分被诊断为颈部损伤、背部肌筋膜炎等。临床检查在肩胛提肌起止点多有压痛点或者筋结（我的观点，诊断此病的依据就是这两个压痛点），治疗重点就是弹拨这两个筋结，但手法不宜过重，应徐徐用力，以患者能忍受为度，否则会适得其反，加重病情。此案由于外伤所致，比较典型，前面医生治疗失败的原因是先入为主，过分依赖现在的医学检查所致。

 ## 颈源性眩晕要穴——天牖

现在由于颈椎病引起的眩晕临床越来越多见，在此给大家推荐一个我临床经常使用的穴位——天牖。天牖隶属于手少阳三焦经，在颈侧部，当乳突的后下方，平下颌角，胸锁乳突肌的后缘。主治头晕、头痛、面肿、目昏、暴聋、项强等。临床中眩晕典型的患者在天牖穴区域大多可以触摸到条索状的筋结，此筋结压痛很明显，我临床中治疗多是先轻揉颈项部，放松颈部肌群后点按此穴（筋结点），方法是向对侧平推，力度因人而异，一般点按此穴后患者即可感觉眩晕减轻大半，其压痛点的筋结也会立即消散或者变软变小。

我的体会是临床中对于典型的眩晕此穴效果很明显，一般治疗每日1次，1～3次症状即可消失。其治疗收效的关键是找准压痛点。

我临床中治疗筋伤疾病一个很大的体会就是寻找压痛点（筋结点），治疗筋伤我认为无非两个因素：一个就是筋结，一个就是错缝。临床证明此二者即可解决很多问题。

 臀部三点疗腿疾

先从一个案例谈起，一位女患者，她的右踝关节3年前扭伤，行走上10分钟则关节疼痛，曾在四川多家骨科专科医院求治，效果不明显，这3年来一直疼痛，患者甚是苦恼。来诊时我检查了一下，就右外踝处略有肿胀，右足背伸活动有轻微受限。从症状来看当时应该就是一个踝关节的错缝没有调正骨位所致。当时我对她说"你左侧臀部一定疼痛吧？"她当时深感诧异，觉得很惊奇，"我来看右踝关节的，你怎知道我左臀部疼痛？我左臀部是经常疼痛，也差不多快3年了，但比起右踝关节来说好得多。"我说，我不但知道她左臀部疼痛，而且知道什么部位痛。于是我就去按她左侧的跳跃穴，她当即痛得哇哇大叫，说就是那个部位。这是为什么呢？人体有两条腿，其共同分担着人体的体重，正常情况下两腿受力是均匀的，当患者的右踝关节受伤后，其双腿受力就不均衡，其力量就会偏向左侧，常规情况就是左侧外中线胆经一线受力要多，而外中线在臀部的应力点刚好在髂嵴的最高点环跳穴部位，这个部位长期受到刺激一定会痉挛而产生疼痛。在《十二筋经是人体的十二条力线》中我就说到这个问题，这位患者就是左侧胆经的这条力线也出了问题，治疗右侧踝关节的同时必须兼顾左侧胆经的问题，一定要恢复其自身的力学平衡才能够真正治好。我教给她老公调理踝关节的方法，并要他重点拨左边的跳跃穴，双管齐下，目的是恢复她自身的力学平衡。二十天后来电话说右踝关节和左臀部均已经没有明显疼痛了，走四五十分钟都没明显的疼痛感觉了。

通过以上这个案例我想说的是在腰腿痛的患者中，绝大部分腿部疼痛的患者其疼痛部位在后侧和外侧的阳经部位多见，这和下肢三阳经的筋经循行路线有一定的相关性，当然并不完全。通过多年的摸索我发现，下肢的疼痛或者麻木在臀部多可寻到明显的压痛点，而最典型的是三个点，这三个点分别是跳跃点、秩边点和转子点。

跳跃点也就是跳跃穴的部位，这个穴位是一个经外奇穴，其部位在髂嵴最高点下缘略2横指的位置，我临床发现腰椎间盘突出的患者其下肢疼痛者，绝大部分这个部位都可以摸到条索状硬性筋结，点按这个部位其胀痛明显，可沿下肢外侧中线放射至外踝，一般下肢外侧正中一线的疼痛或麻木通过手法点拨或者针刺这个部位均可立即减轻或消失，且疼痛越典型者效果越明显。跳跃点的启发来源于一位女患者，这位患者姓麦，26岁，2011年9月经一个朋友介绍来我处治疗，其颈肩、腰腿均疼痛，以双侧臀部疼痛最为明显，其双侧跳跃穴处均有一个3cm×4cm的筋结，系小时候经常生病，臀部常常肌内注射所致。此患者平时特别怕冷，经常感冒，其颈腰疼痛在20岁时就开始了，工作后因干文秘工作经常伏案，故颈腰疼痛亦经常加重，并时感头晕。曾多处治疗效果不佳。来诊时其面色很苍白。患者很怕针刺，治疗之初我是推拿、针灸和外敷药配合运用，后来由于她惧怕针刺就每次来推拿治疗。在推拿过程中，我重点弹拨了她两边的跳跃穴，因为工作关系她不是每天来，前后来推拿了近2个月，全身的疼痛不适症状消失，而且面色也红润光泽了，没有以前那么怕冷了。她臀部跳跃部位的筋结也缩小到1.5cm×2cm大小。这位患者给我最大的启发是四肢者诸阳之本，双髋、双肩是人体的四大关卡，如有筋结痹堵则阳气不达于四末，必然受堵，长此以往则人体必然畏寒肢冷。腰椎间盘突出类疾病下肢疼痛麻木的主要问题就是阳气痹堵，不能下输而温煦之故。通过此案的启发，在后来治疗腰腿疼痛的患者时我常常重点选用跳跃穴这个部位，通过多例患者的治疗验证，临床效果大幅度提高。这个部位慢慢也就成为我临床治疗腰腿疾病的一个主要穴位。

　　关于秩边点我也是一次偶然发现，这个点的位置就是平第四骶后孔，骶骨的边缘，其实这个部位亦是梨状肌在骶骨的一个附着部位，我早年治疗腿部疼痛时多取环跳穴针刺或者推拿。通过临床慢慢发现，很多腿部疼痛取环跳穴并不是太理想。记得2010年有一位患者，腰椎间盘突出，经过治疗后腰腿疼痛已经大为好转了，后期臀部至腘窝的牵扯感不能解决，特别是身体后伸时更为明显。一天我仔细触摸了他的臀部组织，发现在平第四骶后孔骶骨的边缘深处有1.5cm×2cm的硬性筋结，这个筋结在表面是摸不着的，必须将手指沿骶骨边沿向骨盆深处按压才会发现，这个部位不就是梨状肌在骶骨的一个附着部位吗，此处痉挛必然会导致整个梨状肌痉挛，压迫坐骨神经，从而产生相应的症状。我重点弹拨了这个点，治疗后患者当即感觉臀部至腘窝的牵扯感明显减轻。治疗5天后症状消失。在后来的诊治中我就开始注意这个部位，发现很多腰椎间盘突出的患者有下肢疼痛者，从环跳至秩边都有一个条索状的硬性紧绷的筋，有的只限于秩边部位，有的是秩边直连环跳，其下肢疼痛特别是后侧的疼痛越明显的患者可明显摸到环跳至秩边有一根紧绷的筋，通过弹拨这根筋，下肢的疼痛多立即减轻。于是这个秩边点也成为我治疗下肢疼痛（特别是下肢后侧疼痛）的一个必选点。

　　在腰腿疾病中，有一种情况就是患者的大腿外侧疼痛或者麻木，有的表现为蚁行感，有的表现为烧灼感，亦有的感觉大腿外侧冰凉，其最典型的部位就是风市穴的这个位置。在治疗这类情况中除了处理风市穴这个位置外，我发现在股骨大转子上方有一个点治疗大腿外侧疼痛或麻木效果显著，这个点在人体平卧时股骨大转子直上约两横指的位置，有很大一部分腰腿疼痛的患者在这个部位均可摸到一个紧绷如条索状的筋，这根筋就是我提到的转子点，临床中发现这个点不但解决大腿外侧的问题，亦可解决髂腰肌的疼痛。股骨外侧中线是足少阳胆经的筋经所行区域，亦是现代医学所说的髂胫束和股外侧皮神经所过之处，我认为大腿外侧麻木疼痛其很大一部分是由于髂胫束痉挛压迫股外侧皮神经的问题。点按这个部位可以很好地松解髂胫束的痉挛，髂胫束的痉挛缓解则股外侧皮神经的压迫自然会得到松解，其大腿外侧的疼痛或麻木感也就自然而然缓解或消失。

临床治疗下肢疼痛或麻木的疾病中这三个点以跳跃点最为常用，我现在基本是每人必用，其他两个点随证选用。细心的读者会发现这三个点相互连接后刚好是一个三角形，而坐骨神经经梨状肌下孔出骨盆到臀部的部位就在这三个点的中心部位，现在所谓的腰椎间盘突出的患者中有很大一部分患者实际就是梨状肌痉挛压迫了坐骨神经所致，而点按这三个点均可明显缓解梨状肌的痉挛，进而缓解下肢的疼痛。下肢后侧疼痛我选秩边点，下肢外侧疼痛取转子点，三个点同时运用的情况不多。有一位女患者，史某，45岁，9月26日在一家美容院做了精油推背后当时即出现双髋隐痛，次日即感双髋疼痛难忍，不能站立。曾在我区某镇卫生院输液和针灸推拿治疗8天，没有明显效果，于10月4日来我处求治；来诊时患者以双臀部疼痛典型，双大腿后侧至腘窝、外侧至股骨外髁均有明显牵拉感，不能单独站立行走，由家属搀扶着进来，检查时双侧臀部肌群均紧张，臀部三点均有明显压痛，当时重点弹拨了这三个点，予推按后患者当即感觉双髋部疼痛减轻了50%，可以单独下地行走，其后针刺亦是重点选用这三点，配合双下肢的殷门、风市与合阳这几个穴位，针刺后双臀部外敷解痉散。次日患者自行来诊，自觉双下肢疼痛已经减轻大半，前后治疗12天而诸证消失。

臂麻肩痛取肩髃

　　向大家推荐一个我治疗上肢疼痛或麻木常常运用的一个部位，这个部位就是肩髃点，也就是肩髃穴部位。

　　肩髃穴是手阳明大肠经的一个穴位，在手阳明经与阳跷脉交会之处，而阳明经是多气多血之经，其部位如果出现痹堵则上肢就会失去气血的正常濡养而疼痛或麻木。在很多的针灸经典著作中均记载针刺此穴可以治疗中风手足不仁和肩臂的疼痛、无力等症。其记录最多的就是甄权针刺肩髃治疗狄钦患风痹，手臂不能伸引，针后即可开弓拉箭的案例。我临床运用此穴的经验来自于成都针灸大家李绰成治疗中风上肢不举的案例，其治疗中风上肢瘫痪僵屈不伸，常常取此穴部位的筋结进针，用"苍龙摆尾"的手法，患者常常应针而手臂立伸。这个案例是8年前我在李绰成老先生所著的《针灸会合穴临证精要》一书中发现的。后来对于肩部疼痛的患者，我大都选用此穴，而且发现很多患者在曲肘外展平肩体位，在肩髃部位可以明显触摸到一个硬性的筋结，弹拨或针刺这个部位可以明显减轻肩臂的疼痛或者上肢的麻木。

　　试举两个案例说明。

　　例1　周某，男，63岁。2013年8月11日初诊。患者因右上肢外侧酸痛，右手五指麻木1个月，予重点点按肩髃，配合手三里与外关，点按后患者当即感觉右上肢酸痛明显减轻，后针刺此三穴，肩髃复用"苍龙摆尾"法，留针时肩髃部位的针尾加灸。治疗12天，症状消失。

　　例2　张某，女，33岁。2013年10月19日初诊。因右侧风池沿肩井、肩髃、手三里至中指这一线感觉有一根线牵拉，7天，头部向左侧偏旋时牵拉感更为明显。曾在外院治疗5天无效。检查见风池、肩髃、手三里这三个点均可触摸到明显的筋结，以肩髃部位最为明显，治疗重点选用这三个点，亦是手法治疗后患者即觉牵拉感明显减轻。予手法弹拨3次而愈。

胸闷喘咳背部求

2014年1月7日一位患者来诊，赖某，女，63岁，因背部发紧4天，眩晕呕吐2天来诊，来的时候胸闷呕吐，晕眩如坐舟车。头部稍一活动即感眩晕加剧，并感全身恶寒，双手麻木。昨日曾输液治疗无缓解。查颈项僵硬，背部双肩胛内侧的骶脊肌僵急如板，予颈项推拿后重点点拨双肩胛内侧的骶脊肌，当点拨背部的骶脊肌一分钟后，患者即感觉全身微微汗出，胸闷头晕缓解。这不是一个完整的案例，但临床类似情况非常多，我想借此案例谈谈背部双肩胛骨内侧的重要性。

在临床颈椎病交感神经型中最典型的症状就是心悸胸闷，眩晕呕吐，时而汗出烘热。患者基本都有一个共同的体征，就是自觉背部发紧，触摸这一带的骶脊肌明显有僵硬感，也就是双肩胛骨内侧一带。在颈椎病的各个证型中，以前我一直认为交感神经型颈椎病是最顽固、最不容易治疗的。因为以前考虑都是在颈椎部位找原因，所以治疗颈椎病这个证型的疗效一直不是很好。三年前开始认真学习《金匮要略》，《痰饮咳嗽病脉证并治》篇的一句话给了我很大的启发，"夫心下有留饮，其人背寒冷如手大"。交感神经型颈椎病的综合表现不就这句"夫心下有留饮，其人背寒冷如手大"概括了吗？当时就感觉赫然开朗，真正体会到了那种所谓的读经开智的感觉。于是在后来临床治疗中，遇到心悸胸闷的患者我都重点弹拨背部的肌肉，并配合内服温化痰饮的中药，颈椎病交感神经型的问题就迎刃而解了。通过这个思路，近两年治疗不少这类患者，均取得理想的疗效。

在临床中发现弹拨双肩胛骨内侧可以治疗咳喘，这缘于我自己的一次咳嗽。因为我吸烟，基本每天接近吸一包，自己知道吸烟有害，但戒了几次都没有成功。偶然一次外感，每天晚上睡前都有轻微咳嗽。连续咳嗽十来天，某晚睡前出现剧烈咳嗽，前胸扯后背疼痛。家里没有备用的咳嗽药，于是喊家人用肘关节拨我背部的骶脊肌，虽然力度把握不是很好，感觉拨得背部剧痛，但拨了几下后就突然感觉咽喉有一股清凉的感觉，咳嗽立止，后来居然再也没有咳嗽了。于是在后来我遇到咳嗽的患者，大都给他们弹拨一下背筋，效果都相当理想。印象最深的是我的一个老乡，男，56岁，他咳嗽了近2个月，吃了一个多月的中药，咳嗽一直没有缓解。2013年11月14日邀我陪伴就医，时见咳嗽，痰少，我就说我来试试吧。当时给他背部两侧的肌肉拨了四五分钟，感觉咳嗽明显减轻，然后再给他开了一个小青龙汤加川贝母、黄芩和肺筋草，2剂。一周后他带了一个同事来看病，说经我按摩后吃了那两剂药就再也没有咳嗽了。平时来找我看病的绝大部分都是骨伤疾病患者，这些患者患哮喘的也很多，当我发现弹拨背部可以治疗咳嗽后，遇到哮喘的患者我也给他们附带弹拨一下背筋，效果都还不错。

细思其理，"夫心下有留饮，其人背寒冷如手大"。背寒也就是背部的阳气不能布展，心、肺之俞在于背，其俞被痰饮所堵，则背寒如掌大，而弹拨背部也就是打开了阳气出入之门户，真所谓"机之道"也，知机之道，则效如桴鼓。

群贤见智录

飞翔的鹰： 夫心下有留饮，其人背寒冷如手大。形容的多么贴切，可知医学本来自于实践，无亲自实践，哪来这么恰当的描述。家祥老师是实干家。

毛振玉针灸所： 王老师您说的很对啊，后背心是人体生命最脆弱的薄弱环节，同时证明，这个区域的治疗效果也非同凡响，例如对于冠心病、哮喘等疾病，都有相当好的疗效。

摩托车： 中医理论是中医各科共有共享的，也说明针推、汤药及各种中医疗法是一个道理，是同一个理论体系，看似用不同的方法治病，效果是殊途同归的。能明白这个道理，运用这个道理于临床，唯王老师也。

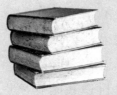

腰痛连腹关元求

关元是人体的一大要穴，是足三阴经与任脉的交会穴，亦是小肠的募穴。因其具有培元固本、补益下焦的作用，很多人将其归纳为一个保健强身的穴位。资料记载大都是治疗下腹部疾病，也有记录治疗肾虚腰痛灸此穴的。我发现此穴治疗腰部疼痛，特别是治疗腰部疼痛牵扯下腹部绞痛的情况疗效非常显著。这个情况的发现是一个偶然。有一位姓刘的患者，男性，55岁，在家里搬重物时不慎扭伤腰部，当即感腰部剧痛，不能自己直腰行走，由老婆搀扶而来，来的时候腰部被动后伸体位，表情非常痛苦。自觉腰部有一根筋牵扯着少腹部，身体稍一抖动即感腰部牵扯腹部剧痛。因其主诉是扭伤腰部，看当时的情况应该是腰部的小关节错位。触摸腰部时也发现腰$_{3,4}$椎棘突旁压痛明显。于是我按腰部扭伤错位给他调理了一下腰$_{3,4}$椎，但腰痛如故。在我看来，腰部的扭伤无非两种，一种是腰椎小关节的错缝，一种是腰部肌肉韧带的拉伤。于是我又按腰部肌肉拉伤治疗方法试了一下，腰部疼痛如故，依然是轻微活动腰部即感觉腹部有绞痛感。此例明明是扭伤了腰部，为什么没有丝毫效果呢？一般的扭伤都不会牵连引起腹部疼痛的。腰部疼痛伴腹部绞痛的临床也有，但多见于下焦虚寒的腹泻，而且是腹痛即要解大便，大便解了腹痛就缓解了。

突然在脑海中想到在爱爱医论坛针推板块上曾经见到有一个会员发帖询问一个按摩腹部治疗腰痛的帖子。当时我又想到这患者的情况和下焦虚寒的泄泻不是一个道理吗？只是没有腹泻而已。临床治疗下焦虚寒的方法有一种就是取腹部的关元用灸法。于是我让患者平躺，用手仔细循按腹部，发现腹部关元穴部位果然可以触摸到一个如花生米大小的硬结，点按这个筋结，患者当即感到局部剧痛，并感觉这个疼痛感直接牵拉到腰部，我当时用力拨动这个筋结约一分钟后放手，患者立即感觉腹部很轻松，让其下地活动，腹部已无牵扯绞轧感，腰部感觉还有轻微胀痛。让其做下蹲运动试试，目的是升降气血，是已故骨科名老中医杜自明的经验心得；患者活动了几下后突然想大便。回来后已活动自如，腰痛如失。

后细此案，从其点按后腰痛消失来看，此患者应该属下焦虚寒，寒气聚结于关元部位，这次偶然扭伤腰部，新痛牵连旧疾，故其疼痛剧烈。当时我重力弹拨了关元，也就是将聚集在关元部位的寒气推散了，故而其症状立即缓解，后复大便，将推散的寒气排除，故而腰痛如失。

无独有偶，在后来的几个月中又遇到过几例腰部疼痛牵引少腹部疼痛的患者，关元部位均可触摸到筋结，只是其软硬大小不一而已，均用此法，重手法点按关元，患者均是当即见效。只是后面有的患者没有前面的患者症状那么典型，大多只是少腹部隐约牵扯作痛，病程都比较长，一次按压后虽然当即可以缓解，过后仍然有腰部伴下腹部牵扯感，只是症状减轻许多，予配合外敷内服中药而愈。

在《素问·刺腰痛》里面记录有腰部疼痛牵引少腹疼痛的记载，其治疗是针刺腰骶部位，今将我治疗此类腰痛的方法记录于此，因临床案例不多，希望大家今后临床遇到类似情况验证后反馈。

群贤见智录

晓风：这个医案与徐文兵先生的腹诊有异曲同工之妙，看到好几例徐先生的医案，鸠尾穴附近点按，找到痛点，通常会撕心裂肺的痛那种，然后针刺，会有排风、排寒的感觉，有时候会流泪痛哭，然后相关位置发热，甚至滚烫，配合汤药，效如桴鼓。看来鸠尾与中脘附近擅长祛上部的疾病，比如肝、脾以及情志方面的问题；而关元主治下部的疾病。谢谢楼主分享！

毛振玉针灸所：王老师的这个案例好像和针刺手法的前后呼应法相似，一般的腰部扭伤，针刺效果不明显，反过来针刺关元穴特效，您说的关元穴仔细循按，有个小结节，这就是问题的关键所在。针刺入行以手法，小结节消失，腰痛怅然若失，就好比冰消雪化，效如桴鼓啊！这说明，小结节属于寒凝所致。

小腿麻木阳陵收

　　小腿麻木是临床一个比较常见的现象，以腰椎间盘突出最为常见，其次是腓总神经损伤。小腿麻木多见于小腿的外侧至整个足背。一般情况遇到小腿麻木者我们大都会考虑腰椎间盘突出的问题，当然这部分患者做CT或者磁共振多会发现有腰椎间盘突出，可按腰椎间盘突出治疗，予以腰部牵引、推拿或者其他方法，但对于很大一部分小腿麻木的患者效果并不理想。亦有一部分患者是典型的腰椎间盘突出症状，通过治疗后腰部和腿部疼痛的症状消失，遗留小腿外侧麻木的症状不能立即消失，治疗很长一段时间还是小腿麻木如故。其中有部分患者我运用杵针刺激麻木部位，收到一定的疗效，还有一部分患者效果依然不是很好。早前我对患者说麻木是神经压迫比较严重的表现，其神经要3个月左右才会完全恢复。当然大部分医生都会认为神经的修复期比较长，要3个月以上甚至半年以上。内心中我一直思索着如何解决这个问题。

　　2012年4月，我在爱爱医的针推板块发表了一个治疗腓总神经炎的帖子，其中网友刘良玉（网名劳谦君子）在回帖中是这样描述的"我正好碰到一个相同的病例。医院诊断也是腓总神经炎，症状几乎一样，但比楼主讲的患者重。医院建议做手术。我的治疗方法是将脚上及小腿的骨头复正，小腿到耻骨的一条筋归槽，一星期治疗1次，2次后症状消除80％。明天又要过来处理。"这个患者他总共治疗了5次就痊愈了。他讲的小腿到耻骨（编者注：这个耻骨我觉得他可能打错字了，应该是趾骨，我没有细问，他亦可能说的是从足到耻骨的一根筋）有一条筋，应该是胆经经筋的循行路线。当时我的理解就是胫骨前肌，或者是趾长伸肌，这两肌肉中的一条，这两条肌肉上端的附着部位都在腓骨头的部位。在他这句话的启示下，每当我遇到小腿麻木的患者都顺着这两条肌肉由下向上触摸，发现90%小腿麻木的患者在阳陵泉部位均有压痛或者筋结。通过弹拨阳陵泉部位的筋结，小腿麻木的患者大都可以立即减轻症状。由此我治疗小腿麻木的效果明显提高，快的三五天，慢的也就十多天时间，患者麻木感均可消失。究其原因，小腿麻木，特别是小腿外侧的麻木，很大程度都是由于阳陵泉部位的筋结压迫腓总神经所致，解决了这个部位的筋结也就解决了腓总神经的压迫，那么腓总神经所支配区域的麻木自然就减轻或者消失了。

在推广此法的同时，也借此帖感谢刘良玉先生，是他给了我灵感，让我能够为更多的患者解除病痛。

群贤见智录

风舞云流：非常感谢王老师的总结。看过王老师的帖子突然明白了一些，以前刚做推拿的时候对于腰椎间盘突出从来都是从腰做到腿，效果都还不错，就是比较费时一点，虽然被主任、同学批评费时过久，无用功太多，但考虑到针灸治疗常常都要扎腿上的穴位，所以觉得腿上相应的部位还是应该做一下。对于一些压痛点与筋结，一般来说都应该是不通的点，每次摸到总会随手松解，开始也不明白对于我的治疗主证是不是有用，但习惯了那么做，后来病人实在太多，只好放弃腿部的大部分治疗，慢慢发现一些病人原本就是以腿部疾患为主来诊的，而这些病人虽然都是腰椎间盘突出的病人，但处理效果好像不理想，只好重行加强腿部的治疗，尤其在胆经循行路线上的麻木疼痛，不少在居髎穴到风市穴之间有明显压痛，阳陵泉到胆囊点附近有明显压痛，若在这些痛处拨按以后多可以缓解。原本只是一点小经验，现在看到王老师的帖子好像明白了一些其中的道理，非常感谢。

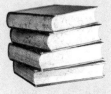

 拨筋亦可疗眼疾

2014年1月18日早上一上班就发现学生小鱼儿的右上眼睑浮肿而红，其述右眼有刺痛感，视物模糊。此乃初起的睑腺炎。当时想到高树中的《一针疗法》中提到后背肩胛区会有一些米粒大的小红点，用三棱针点刺这些红点出血，以血变而止，效果非常明显。记得杨春成老师经验总结的挑羊毛疗穴位图上的一些点亦是在背部两侧的膀胱经上，而且记得杨老师说过挑这些部位也可以治疗睑腺炎。当即推断其背部一定有筋结点。我想三棱针点刺也好，挑羊毛疗也罢，其机制应该是相通的，因为上眼睑属于足太阳经的循行区域，根据经脉所过主治所及的原理，眼睑有疾病则其所循行的足太阳膀胱经路线就一定会有筋结出现。我让小鱼儿俯卧在治疗床上，沿颈肩两侧的膀胱经路线向下摸，果然在肩胛骨中下1/3的区域两侧均摸到豌豆大小的硬性筋结，按之剧痛，以左侧为明显。当即予重点拨了几下这两个筋结，筋结很快就变软了。中午下班前其右上眼睑已无明显肿胀，自觉右眼还有轻微痛感。下午上班时已无明显不适。此案验证了我的推断，由此案给我的启示是点穴拨筋的治疗范围很广，有待进一步的开发利用，今记录于此，希望看到此文的朋友如果运用后反馈治疗效果。

理通则法明。中医讲究同相原理，此案亦是如此，明其机制而变之，法变理不变也。

腘肌损伤

腘肌损伤在临床非常普遍，很多医生因X线摄片显示膝关节骨质增生，大都按膝关节的退行性关节炎来治疗，效果不佳。人到一定年龄都会有不同程度的骨质增生，而很多人有增生但临床并无症状。临床中膝关节的疼痛绝大部分并非膝关节的增生所致。在我居住的这个地方，很多人都喜欢晚饭后散步，有的一走就是两三个小时。亦有很多人喜欢爬山。这种超量的行走或者爬山运动首当其冲的就是容易导致腘肌的慢性损伤。其表现就是腘窝不间断性或者持续性的钝痛。亦有的表现为膝盖前面疼痛，有的亦放射到小腿后面及足跟部。这都是由于腘肌损伤刺激胫神经所致。我治疗此病的方法是点按同侧腰$_5$、骶$_1$棘旁，腘肌处外敷软坚散结的中药。下面举两个案例。

例1 刘某，女，63岁，因右膝关节疼痛半年，跛行，于2014年3月4日来诊。之前患者曾在他处按膝关节骨质增生予外敷内服中药治疗了4个月，一直没有明显疗效。自述膝关节在站立和行走时即感疼痛，以腘窝处为明显，坐、躺及天气变化时均无异常。患者说膝关节没有疼痛的时候每天吃了晚饭后还经常和朋友走2个小时，现在走10分钟膝关节就痛得受不了。查膝关节周围无明显肿胀，腘肌明显僵硬，压痛明显。腰$_5$、骶$_1$右侧棘旁深压痛，按压时患者感觉腘窝下缘亦酸胀作痛，予重按此处并镇定1分钟。患者下地活动当即感觉腘窝处牵扯的感觉消失，行走时疼痛减轻大半，于腘肌处外敷软坚散结的中药，隔日治疗1次。每次均是重压腰$_5$、骶$_1$右侧棘旁并镇定1分钟，外敷中药。治疗4次，症状消失。

例2　张某，女，65岁，其3个月前骑自行车不慎跌倒，致伤右膝关节，曾在龙泉人民医院CT检查疑为髌骨骨折，患者于4月2日来我处求治。刻诊，右膝关节无明显肿胀，自觉腘窝有一根筋绷着，跛行。查亦是腘肌处僵硬，按压时疼痛。临床中髌骨线性骨折十多天就会没有明显的疼痛，行走也不会跛行，而这个患者只是一个可疑骨折，常规来说应该早就好了，为什么3个月了还疼痛呢？其原因亦是腘肌的损伤所致，因跌倒时自行车压住右小腿，在右小腿固定的情况下大腿猛力外旋致使腘肌拉伤。治疗亦是同例1。一次治疗即疼痛大减，4月10日复诊已无明显疼痛。

腘肌在屈小腿的6块肌肉中，因其体积最小，力量最弱，故损伤的机会最多，是临床中的一种常见病、多发病。因其疼痛部位是膝关节，故临床中容易误诊误治。此病的治疗大部分医生是以局部推拿、针灸、理疗及外敷药物为主。在我从事临床的早期亦是如此，慢慢发现效果并不理想，特别是腘肌的慢性劳损，局部治疗恢复较慢，此病治疗我重点选腰部按压亦是来源于我治疗腰椎间盘突出的一些启发，在《委中疼痛腰部求》一篇中我对此已做了一些论述。

 鼻窍不通枕部求

鼻塞在感冒初期最为常见，虽然是一个小症状，但鼻子堵着不通气的感觉还是很难受的，相信很多人都有过这种体会。早期治疗鼻塞我只是知道取鼻子两旁的迎香穴，点按后有一定的效果，但还是不够理想。鼻窍不通在枕部寻求疼痛点的治疗来源于一次我自己感冒。那次感冒的初期我鼻子堵的非常厉害，完全有一种失去通气功能的感觉，呼之不出，吸之不入，只有用口来呼吸。而且感觉头部胀闷，以后枕部胀痛最为明显。自己按了两侧的迎香穴，气微通，但很快鼻塞如故。我自己一直在研究对称平衡治疗软组织损伤的方法，其机制是支而横者为络。当即想到自己后枕部不是胀痛吗？其和鼻塞一定也有着必然的关系，而且鼻子在头后对应的部位刚好在枕骨部位啊，于是我就在枕骨对应鼻子的平行部位仔细寻找，果然在双侧骶脊肌附着于枕骨的上缘，两鼻孔对应的平行部位左右各有一个压痛点，按之疼痛非常明显，我用双手拇指重按这两个对应点并镇定了1分钟，当即鼻塞若失，呼吸正常，后枕部的胀痛也立即消失。鼻塞及后枕部的胀痛就这样一次而愈，此后只要遇到鼻塞的患者，特别是感冒所致的鼻塞，我均在这个部位寻找疼痛点进行按压，效果均非常明显，对于鼻炎导致的鼻塞有效果，但没有治疗感冒初期的鼻塞那么典型，感冒所致的鼻塞都是一次而愈。

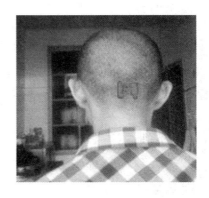

　　常某，女，68岁，2014年4月3日下午来诊，说是感冒导致鼻子堵得厉害，输液3天症状没改善，于是想到我，看看针灸可否解决。我在枕骨部位寻找到疼痛点，点按约1分钟，鼻塞立即消失。

第2讲 临证心得

学医贵在自悟，理精方能艺熟，从医要在临床中感悟和提升。本讲是笔者多年治疗伤科疾病的临床心得，细细读之必然有所收获。

 玄武苓泽疗眩晕

众所周知，眩晕就是以头晕目眩、视物旋转为主要临床表现的一种疾病，这种疾病在临床中最为常见，在颈椎病中亦是非常常见的一种症状。临床多年，颈源性眩晕治疗了不少，其中大部分患者通过手法调整颈部关节或者颈部肌群，眩晕均可减轻或者消失，而亦有一部分患者效果并不理想，面对这些效果不理想的患者，心中充满了内疚和无以言表之情，作为一个临床医生，解除患者的疾苦是我们的首要职责，而当这些患者抱着希望而来、带着失望而归时，也激发着我一定要寻求解决他们疾苦的方法。传统骨伤治疗讲究内外兼治，当外治解决不了这些问题的时候，我开始在内治中寻求出路。通过近几年对中医经典的研读学习，逐渐清晰地认识到眩晕的一些根结所在，特别是学习《伤寒论》和《金匮要略》后，开始运用经方来解决临床中的一些靠单纯手法和外用药不能解决的眩晕问题。以前那些我无法解决的问题慢慢开始迎刃而解了，我临床常用于治疗眩晕的方子是"泽泻汤""茯苓桂枝白术甘草汤"和"真武汤"。亦常三方合用，定其名为"玄武苓泽汤"。在此将我对此病的认识做一个简单的汇报，希望论坛的坛友们斧正。

中医有"无痰不作眩"之说，也就是说眩晕一证都跟痰饮有关。又有"脾为生痰之源，肺为储痰之器"的说法，也就是说治疗眩晕必须从它的化源开始，从脾入手方为解决问题的根源所在。痰饮是什么？乃水饮停留所致。而水饮在人体是怎么代谢的呢？我们看看《素问·经脉别论》中的一句话"饮入于胃，游溢精气，上输于脾，脾气散精，上归于肺，通调水道，下输膀胱，水精四布，五经并行"。这句话说的就是水液在人体的正常运行情况，水液在人体的代谢必须要靠脾气的运化，才能使津液上行以濡养心肺；还要靠肺气的宣化，才可以通调水道，使水湿下行而渗入膀胱。亦要靠肾气的温化来帮脾运化水湿、加强膀胱的气化功能。肺、脾、肾三者必须协调一致，水液才会在人体正常运化敷布。反之，肺气衰微则不能通调水道，会导致水饮停留而为痰饮；脾气衰微则不能正常传输津液，会导致水饮停留而为痰饮；肾气衰微则不能蒸化水液，亦会导致水饮停留而为痰饮。故而治疗痰饮多从这三方面入手，而这三个脏器中脾是主水液运化的，是精气输布的根，这个根出现问题则人体水液代谢必然会出现问题而为痰饮，故而"脾为生痰之源"。治疗眩晕亦首先从脾入手方为大法，有者求之，无者责之。

外感、内伤均可引起眩晕，其病位在脑，常见的病机有风、火、痰、瘀、虚五种情况，五脏中与肝、脾、肾、心均有密切关系。我认为与脾和肾的关系最为密切，观《伤寒论》和《金匮要略》中提及眩晕，多责之于支饮，支饮的病位在心下胃脘部，胃脘部有痰饮则导致中焦气机不能正常输转而影响三焦的气机升降失常。《素问·阴阳应象大论》曰："故清阳为天，浊阴为地；地气上为云，天气下为雨；雨出地气，云出天气。"这和上面《经脉别论》提到的情况是类似的，人体的精气要通过脾的运化才会上奉，地气上为云啊！而痰饮的产生，就好比久涝后的地面，阴暗潮湿，到处是淤水淋泥，地气不能正常升腾了。其在人体，脾主运化，司水饮的输布和营运；肾主气化，司水液的蒸腾和排泄；脾阳虚则水饮的运化无力，肾阳虚则水饮的气化失施，则必然会水饮停蓄泛滥，上冲头目而为眩晕。这种情况咋办呢？一是"建渠引水"，让多余的水有出路才不会淤积；二是借阳光的普照，则阴霾自散，还大地一片清爽，恢复大自然的自然升降。"玄武苓泽汤"的组成是茯苓、泽泻、白术、桂枝、制附子、炙甘草、生姜。茯苓、泽泻以泻水湿，好比引渠排水；白术健脾燥湿，好比在潮湿的泥土上添加干燥的灰土，加强干燥；桂枝好比太阳的热力，生姜的目的是引热力下达于地面（脾胃），附子则是将太阳的热力直接引入地下（肾）而蒸腾水气。其共同作用则使"久涝后的地面"必然很快干燥。地气（精气）能够正常上腾而为云（供奉于脑），则眩晕自止也。

下面介绍几个案例。

例1　凌某，女，52岁，因眩晕、胸闷、心悸、时而汗出两年来诊。曾先后在多家医院治疗无果，病情有增无减，全身CT、磁共振做了无数，检查就只有颈椎第3、4和第4、5椎间盘有突出，亦曾经找骨科看过，治疗颈椎无效。三天两头感觉自己胸口难受，出气困难，因多次检查未果，家属都认为有精神病，5月经诊断为忧郁症，开药内服，患者反而觉得更加烦躁。7月来我处治疗，记得当时患者的精神很疲惫，而且说话语音低沉，自觉胸中一直憋闷，每次发作时感觉有一根绳子从后背将她的心向后拉，胸口一阵一阵发紧，发作时出气困难，而且全身烘热，一身大汗。查其颈部双侧斜方肌及胸锁乳突肌僵硬，从症状来看是一个典型的交感神经型颈椎病，这种情况是比较难治疗的。开始予以常规的颈部推拿、针灸和外敷中药治疗，效果不太理想。后思《金匮要略》中提到"夫心下有留饮，其人背寒冷如手大"，又"病痰饮者，当以温药和之"，予上方去附子加陈皮、砂仁调理半个月而诸证消失。

　　例2　庄某，男，64岁，2009年曾因颈源性眩晕在我处治愈，11月中旬某日晚8时左右，突发眩晕耳鸣、视物旋转，呕吐清水，颈项僵硬。因已是夜晚，予对症用药静脉滴注，眩晕缓解。以后三天里病情反复，每次症状如故，予上方去附子加清半夏、制天南星、砂仁、陈皮，一剂而眩晕止，两剂诸证消失。

　　例3　王某，男，65岁，来时见其面色苍白，走路摇摇晃晃。老伴说他患的是脑萎缩，这个情况已经有两年了，多方治疗无效。我说试试看吧！当时患者站立时即感眩晕，双腿无力，纳差，观面白而虚浮，舌质淡嫩、水滑苔，脉沉细而弱，从证型看属典型的脾肾阳虚。《伤寒论》中提到"伤寒，若吐、若下后，心下逆满，气上冲胸，起则头眩，脉沉紧，发汗则动经，身为振振摇者，茯苓桂枝白术甘草汤主之。"又提到"太阳病发汗，汗出不解，其人仍发热，心下悸、头眩、身动，振振欲擗地者，真武汤主之。"此患者用"玄武苓泽汤"化裁调理1个月而愈。

补中益气汤治疗腰痛的启发

　　补中益气汤是临床常用方，以前在杂病的治疗中常常用之，对于颈椎病和腰椎病有典型气虚的患者亦用过此方，近日用此方治疗的两例腰痛患者引起我的思考，亦给了我一定的启发。

　　例1　张某，女，54岁。腰骶部坐10分钟以上即感胀痛，坐的时间越长胀痛越甚，站、行、卧均无明显不适，饮食睡眠亦可，二便调。此症状已持续半年之久。曾做过针灸、推拿及内服补肝肾、强筋骨的中药，效果不佳。经人介绍前来求治。观其舌淡红，舌体胖大，边有齿痕，脉沉而有弱象。患者不愿再做针灸治疗，此病行推拿意义亦不大。观前医用药以补肝肾为主而无效，细思之，观此患者舌脉乃脾虚矣，脾虚则肌肉无力。遂处以补中益气汤加杜仲2剂。患者2日后来诊，诉坐时腰部胀感已明显减轻，效不更方，原方继续服用。服用至9剂时症状消失，复服3剂以巩固之。

例2 何某，男，45岁，双侧腰3椎横突处胀痛，劳累后加重，休息后减轻，亦不能久坐，此症状已持续4个月，舌体胖大，边有齿痕，脉沉。予腰部推拿、针灸，外敷中药，亦内服补中益气汤化裁，治疗半个月而愈。

补中益气汤乃李东垣本为脾胃气虚、清阳下陷而设。盖脾主肌肉及四肢，脾虚则四肢肌肉承受水谷精微无由，而见肢软体倦，神疲少力，肌肉无力亦不能久坐、劳累矣，此亦脾气升举无力也。脾胃乃后天之本，气血生化之源。其五行属土，居于中，不主时，各四十五日居之。金、木、水、火均寄于土，故肺、肝、心、肾之疾均可以脾胃调之。以前方书中"补脾胃治疗腰痛"虽然未见明确提出，但细观《黄帝内经》亦有多处提及相关的一些条文。如《素问·金匮真言论》云"中央属土，病在脾，俞在脊"。此处虽指脾的病变可以取腰背部的脾俞治疗，但反其道，腰背部的疾患亦可从脾胃入手。《素问·五脏生成篇》亦云"肾之合骨也，其荣发也，其主脾也"。脾为肾之主，此处之主，亦为制约之意，脾虚则肾无以制而横溢，骨之增生起矣。而腰亦为肾之府，脾虚则腰亦痛矣。《素问·痿论》亦云"阳明者，五脏六腑之海，主润宗筋，主束骨而利机关也"。肝主筋。而阳明乃宗筋之府，阳明病则不能正常化生气血以润筋，筋无所润则痿软无力矣。《素问·厥论》云"前阴者，宗筋之所聚，太阴阳明之所合也"。此处亦明确提出，宗筋之濡养必须要太阴脾与阳明胃正常化合气血以供之。

人以胃气为本，李东垣在《饮食劳倦论》中立补中益气汤时，亦取《黄帝内经》"劳者温之""损者温之"立法。温者温其气也，补者补其中也，补脾胃也，故名补中益气汤。盖现今之颈椎病、腰椎间盘突出不亦是劳损吗？以前治疗腰痛多从肝肾入手，取肝主筋、肾主骨之意，其有效者，亦有不效者。又有以活血散瘀之方治疗者，总有部分患者效果不佳。特别是腰椎间盘突出的患者中有一部分病人常常复发，很多腰椎间盘突出的患者在治疗后期或多或少均有腰部不适及不能久坐、劳累者，且此症状常常持续很长一段时间，稍不注意即复发矣。这两例均取补中益气汤收功，不由引起我的思考，亦给了我启发。腰椎间盘突出后期何不从劳损出发，以脾胃治之？将在今后临床中验之。

按：此文是我2011年3月所作，2012年曾被爱爱医杂志选中发表，我在这两年的运用中，用此方治疗了100多例腰部肌肉疲乏的患者，效果均非常满意，证实并验证了我当初的推断。

胸胁损伤的治疗心得

胸胁部损伤是骨伤临床中很常见的一类损伤性疾病，因其常见，临床多有医者不以为是，致使患者的病情迁延难愈，甚则成为内伤痼疾。胸胁部的损伤和其他部位的损伤不同，其他部位的损伤未作治疗，病情也多会逐日减轻。而此部位之损伤疼痛反而会逐渐加重，受凉、咳嗽、说话大声、努气等均会导致疼痛加剧。故此部位之损伤，临床实不能大意也。

在伤科临床中，对于损伤初期多以活血散瘀、消肿止痛为主。对于胸胁部损伤的治疗不同，我个人的体会是此部位的治疗需以行气活血为主，尽量不要揉按，临床多见揉捏后病情加重者。即使要用手法，也只能在疼痛部位顺着肋骨间隙轻轻理顺。其他部位的损伤外敷中药即可，而此部位的损伤我在临床多是外敷、内服中药配合治疗以缩短疗程，预防后遗症的发生。

胸胁损伤外敷方——顺气活血散

香　附 50g	生乳香 30g	生没药 30g	水　蛭 30g
穿山甲珠 20g	五倍子 30g	肉　桂 20g	酒大黄 30g
冰　片 10g			

上方打细粉，炼蜜调敷患处。

胸胁损伤的内服基础方——顺气活血汤

当归尾 12g	赤　芍 12g	槟　榔 15g	生地黄 20g
生乳香 10g	生没药 10g	桔　梗 10g	枳　壳 10g
厚　朴 10g	佛　手 10g	穿山甲珠 5g	川牛膝 30g

此内服、外敷二方均是我临床治疗胸胁部损伤、肋骨骨折的常用方。在临床中用二方搭配治疗，收效迅捷。特别值得一提的是胸胁损伤的病人必须忌食生冷油腻，防寒保暖，预防感冒咳嗽。

 面瘫的治疗心得

面瘫，即现今医学的面神经麻痹又称之为面神经炎。一般认为此病与病毒感染和寒冷刺激有关，此病冬季多发。大多急性起病，多在清晨洗漱或与他人交谈时发现，临床中有很多病人述面部曾经被一股风吹后即感口眼㖞斜。此病数小时或1～2天症状即可明显加重。主要表现为一侧面部表情肌瘫痪，额纹变浅或消失，眼裂增大，鼻唇沟变浅，口角低垂。皱额、抬眉不能，眼不能闭合或闭合不全，甚或闭眼时病侧眼球转上外方，露出白色巩膜。示牙时口角歪向健侧，鼓气、吹口哨从病侧漏气。此病只是一侧的面部表情肌瘫痪，其全身情况良好，无其他神经体征。

此病中医称之为"口眼㖞斜"俗称"吊线风"。临床医家认为此病多由正气不足，风邪入中经络，气血痹阻所致。此病不同年龄均可发病，不过我临床发现青壮年最为多见。在古今医家中，论述此病的太多，所诉不一。现今也有很多人在此病的治疗中用不同的方法，有内服中药者，有针灸治疗者。

从医至今接触此类疾病也不知有多少例了，近5年接触此病最多，每月均有3～8个面瘫的病人，大多在他处医治无效前来我处治疗的，效果均比较满意。对于此病的治疗我感触颇多，刚从医时基本按教材上的针灸处方治疗，效果不是很好，也查阅了不少此方面的资料。也曾经地仓、透颊车治疗，有效，亦有不效者。有提倡电针治疗的，亦用之。对于发病一周内的病人，有两例我在患侧用电针后症状更为严重，此后一周以内我不敢再用电针治疗了。后观书中治疗面瘫的方子，很多提及牵正散，亦用之，也不全如书上所言。至此方觉为医之渺茫，不知路在何方。

后查阅大量关于这方面的书籍，对面瘫有了自己的一些认识，逐渐形成了一些自己的风格，现在治疗此病也算是得心应手了。此病我认为主要有三点：虚、风、痰。正气不足、兼夹痰饮是主因，外感风邪多客观存在。

面部为诸阳之会，手足三阳均在头面交接，各经引起的面瘫治疗有异，故古今治疗此病之方颇多。面部足阳明胃经所过之处最广，故多责之于此经。阳明为多气多血之经，又为宗筋之府，气血生化之源。此经一虚，人何而不虚，痰饮随之而起。风邪犯人，上先受之，故面部首当其冲也，此面瘫之由来也。临床很多医生只是注意患侧瘫痪的治疗，而从事临床者均不难发现，患侧肌肉瘫痪则健侧的面部肌肉亦明显痉挛。人体本是动态平衡的，一侧虚则相对的一侧则实矣，由此可见此病虚实夹杂。古语云："诸风掉眩，皆属于肝。"风证均与肝有关矣。个人认为此病患者本虚（肝虚，此乃胃气虚所致），外风引动内风（肝风），肝风与痰相夹，痰浊随之上逆，痹阻面部经络，故口眼㖞斜而面瘫作矣。"外风致痉，内风致瘫。"我认为患侧为虚，健侧为实。治疗此病亦内外、虚实并治。"实则泻之，虚则补之。"电针乃强刺激，属于泻法。这也就是我以前治疗用电针致患者病情加重的原因。

临床中我常常针药并施，有时也在健侧外敷解痉药，迎风流泪者兼用中药煎蛋熨眼部。

内服方：临床我常常以玉真散、镇静散加兔耳风合用化裁，自取其名曰面瘫康复汤。

天 麻	制天南星	制白附子
白 芷	羌 活	防 风
-------------（此六味乃玉真散）-------------		
全 蝎	蜈 蚣	僵 蚕
-------------（此三味为镇静散）-------------		
兔耳风		

上方镇静散烘干打细粉冲服，其他药加生姜煎服。

方解：白附子，辛甘有毒，性燥而升，为风药中之阳草，能引药上行于面，为阳明经要药，善治头面游风。天麻，辛平微温，性升属阳，为肝家气分定风药，能于肝经通脉强筋，疏痰升气，又名定风草，其茎名赤箭，有风不动，无风反摇，为风家之要药也。白芷，味辛气温，通窍行表，为足阳明经祛风散湿主药，能治阳明一切头面诸疾。天南星，味辛而麻，气温而燥，有毒，专走经络，善祛经络之风痰，解痉止痛。

全蝎，味辛而甘，气温有毒，色青属木，专入肝祛风。蜈蚣，味辛性温，能散风化结。羌活，味甘性温，味薄气雄，功专上升，善祛太阳之风。防风，辛苦性温，入太阳膀胱经，以治上焦风邪。僵蚕，辛寒微温，能祛风散寒，燥湿化痰，温行血脉，散结行经。兔耳风，味涩，能祛风散寒，善治面部游风。生姜，气味辛串，走而不守，发表散寒，开郁散气。

以上诸药并用，则二风并出，经络中之痰消，健侧之痉挛即解矣。

 ## 面瘫的针灸治疗心得

杨某，男，35岁，右侧口眼㖞斜16天。2011年2月16日初诊。患者于2011年1月31日受凉后感右耳疼痛，并继发右侧口眼㖞斜，曾在某院诊断为：①右中耳炎。②右面神经炎。该院予对症输液、针灸及内服中药治疗。现右耳还有轻微疼痛，有闭塞感。右面部症状无明显改善。刻诊：右侧面部表情肌瘫痪，鼻唇沟变浅，口角低垂。皱额、抬眉不能，眼闭合不全。右耳无分泌物，右翳风穴处压痛。左颊车穴处痉挛。诊断：右面神经炎。治疗：针左侧颊车、地仓加电针。印堂、人中、承浆用平补平泻法，右侧夹承浆、散笑、鱼腰用补法，听宫、翳风用泻法，左合谷用平补平泻法。患者针后当即感症状减轻，再予左侧颊车穴外敷软坚散。每日治疗1次。2月27日面部已正，痊愈。

通过对以上这个病人的治疗，谈谈我针灸治疗此病的临床体会。在前面的帖子里曾经提到，我认为此病主要有三点：虚、风、痰。正气不足、兼夹痰饮是主因，外感风邪多客观存在。个人认为此病患者本虚（肝虚，此乃胃气虚所致），外风引动内风（肝风），肝风与痰相夹，痰浊随之上逆，痹阻面部经络，故口眼㖞斜而面瘫作矣。"外风致痉，内风致瘫。"我认为患侧为虚，健侧为实。治疗此病亦内外、虚实并治。"实则泻之，虚则补之。"电针属于强刺激，用电针的目的是增强针刺的强度，故为泻法。

地仓配颊车治疗面瘫备受古人推崇，在很多医籍中均有记载。如：《玉龙歌》"口眼㖞斜最可嗟，地仓妙穴连颊车""地仓颊车疗口㖞"。《杂症穴法歌》"口禁㖞斜流涎多，地仓颊车乃可取"。《百证赋》"颊车地仓，正口㖞于片时"。现今从事针灸者均知道，此二穴为治疗面瘫之要穴，而绝大部分人均在患侧取此二穴，而且还加电针强刺激。致其轻者无功，重者更甚矣。

地仓乃手足阳明、阳跷三脉之会，颊车为足阳明脉气所发之处，均主口眼㖞斜。5年前在读《针灸大成》地仓的主治条中提到"主偏风口㖞，目不得闭……病左治右，病右治左，宜频针灸，以取尽风气，口眼㖞斜者，以正为度。"此处"病左治右，病右治左，宜频针灸"一语不就是提出在健侧取穴用泻法吗？此时真是醍醐灌顶，有"蓦然回首，那人却在灯火阑珊处"的感觉。后来在治疗面瘫时，我均取健侧地仓、颊车为主穴，加电针，效果显著提高。配穴印堂、人中、承浆及健侧合谷。口㖞斜加夹承浆，眼不能闭合或闭合不全者加鱼腰，鼻唇沟变浅者取散笑，头痛加太阳，耳鸣耳聋者取听宫、听会，随证选穴。一般患者针后即有明显感觉，快者三五天即可痊愈。有效率95％以上。我近几年临床中只有一位患者病程较长，面瘫已经4个月了，其治疗用了35天。

不过需要说明的是，我临床治疗此病不是单纯针灸治疗，而是针药并用，内服方在《面瘫的治疗心得》中提及，不再赘述。下面谈谈熨法：在面瘫病人中，常常有患侧眼睛流泪的，又叫迎风流泪。对于此类病人我常以石菖蒲、花椒、陈皮、陈艾叶、防风、三角枫、生姜、葱白各等分，嘱患者煎药煮鸡蛋热熨患侧眼周，可收事半功倍之效矣。

面瘫的锻炼方法：面瘫病人锻炼亦不可少。临床很多医生均要求患者吹气鼓腮，我认为此法效果不佳，此类患者鼓腮即漏气，达不到锻炼效果。我的方法是要患者"咬牙瞪眼"。要求患者上下牙对齐，用力紧咬，双目圆睁。每次练习5～10分钟。每日2～3次。

面瘫的治疗宜早不宜迟，个人认为一周以内最易治疗。临床针药并用、内外兼施效果更佳。

肘部骨折后遗功能障碍的治疗体会

骨折经夹板或石膏固定后，或多或少都会有关节屈伸功能的障碍，这也就是骨折后期的功能恢复问题。临床固定时间越长，则关节活动受限越严重，通常半年或一年以上才能恢复，甚或终身不能恢复。临床中近肘部骨折后遗功能恢复更应值得注意。近肘部骨折临床多屈肘90°固定，当骨折愈合后，肘关节僵硬，屈伸不能。

肘关节功能的修复多以医者的手法和患者的自主功能锻炼为主，在手法治疗上医者实不可大意。临床中多有医者用暴力强行屈伸肘关节以求一次性解决肘关节粘连与挛缩问题，然而常常事与愿违，在拉开粘连的同时，也因局部韧带的撕裂又导致新的创伤。有的医者反复多次施用此法，致使患者肘部反复创伤出血，血肿机化形成骨化性肌炎。临床也有因医者强力屈肘致使尺神经拉伤者。此均医者之过也。

个人认为肘关节功能恢复应循序渐进，切忌手法粗暴。下面谈谈我在肘关节功能恢复治疗方面的个人体会。

（1）医者的手法治疗

①医者先揉捏患者上臂及前臂肌群。

②被动屈伸患者肘部，屈伸时宜徐徐用力，不可强力屈伸，在屈曲或伸直患肘到患者能够忍受的最大活动范围处，稳定5～10分钟。（此法为终末镇定法，其目的是恢复韧带的柔韧性）

③盘肘，也就是旋摇肘关节。

（2）中药熏洗：用药物之温热达到改善局部血液循环、松解粘连、温通经络之作用。预防后遗关节天气变化疼痛。

我临床常用的熏洗方如下。

生天南星50g	生白附50g	羌 活30g	透骨草20g
筋骨草20g	三 棱15g	莪 术15g	鸡血藤20g
海风藤15g	络石藤15g	石南藤15g	石菖蒲30g
艾 叶15g	红 花15g	急性子20g	刘寄奴15g
伸筋草20g	舒筋草20g		

用大铁盆一次加足够的水，白酒、醋各半斤，同煎。先熏后洗患肘，每日1～2次，每次20～30分钟。患者边熏洗边活动患肘。煎洗的药水不要倒掉，二次用时熬开即可，一服药可以熏洗3天。

（3）患者自主功能锻炼：以屈伸患肘为主，关键是屈曲或伸直到最大范围时镇定5～10分钟。每天自己锻炼3～5次。

骨折后期恢复本属医家小道，不足在此论述。前几天一网友因肘部骨折功能康复问及于我，有医者强力屈伸患者肘关节而致肘部肿痛加重，引起我的深思。忆1997年初出道时，一个15岁的少年因右肱骨髁上骨折，夹板固定40多天，肘关节屈曲90°僵硬。我亦曾想一次性恢复其功能，强力一次将关节屈伸到最大范围，致使患者肘关节肿胀，动则剧痛，后肿胀月余始消，关节功能半年以后才恢复。此事对我打击挺大，记忆犹新。后在临床逐渐总结，避免失误。医者应怀仁慈博爱之心，以解除患者疾苦为己任，不能加重患者之疾苦。故在此以一己之得失叙之。

双手麻木的治疗心得

双手麻木之证临床颇为多见，此类病情不同于颈椎病引起的手麻，此病发病多从手指开始，逐渐发展至整个手掌，临床多对称发病，麻木不超过腕关节，颈椎检查多无异常。我临床发现此病在农村妇女最为多见。

此病在中医称之为"麻木"，现代医学称之为末梢神经炎，又称之为多发性神经炎。属于顽固之疾。本人通过多年临床总结，认为此病的主要原因是气血亏虚兼夹痰瘀，致双手脉络痹阻，不能供养气血于双手之皮部，皮部失养，故肌肤为之不仁而麻木。治疗此病之关键就是解决手部络脉痹阻问题，恢复皮部之气血供养。

我的治疗方法如下。

①外搽丁桂酒，配合杵针刮运双手皮肤，以皮肤微微发热为度。此法主要解决脉络痹阻问题。

②电针双曲池、阳池20～30分钟。

③随证配合中药内服。

我的理解是络脉，特别是孙络和浮络，输布气血于经筋和皮部，络脉痹阻则皮部失养，肌肤不仁。杵针可以解决络脉问题，改善局部微循环。阳池为三焦经之原穴，原穴是原气经过和留止之地，原气为生命活动之根本，三焦又统领全身之气。曲池为手阳明大肠经之合穴，气之入也，阳明又为多气多血之经。取二穴之目的是补养气血，使气壮血旺。丁桂酒之目的是活血散瘀、温经祛寒。我近三年来治疗此类疾病不下200例，均用此法。效果非常显著。

丁桂酒配方

公丁香2份　　　　肉桂4份　　　　北细辛2份　　　　樟脑1份

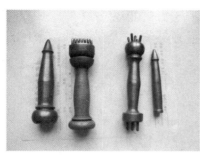

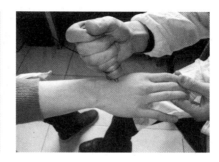

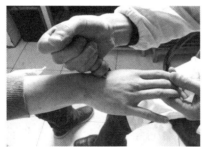

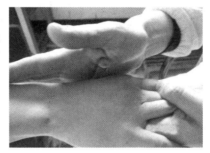

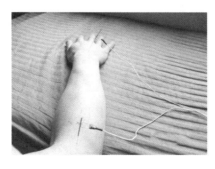

 跟骨增生的治疗心得

　　跟骨增生临床多见，其主要临床表现是：足底跟骨结节处疼痛，疼痛以站立或行走时加重，行走片刻后疼痛有所减轻，行走时间稍长后疼痛又复加重。X线侧位片可见跟骨骨刺形成。有此体征和X线片检查就可以诊断为跟骨增生了。

对于此病的治疗，个人认为并不复杂，很多同仁在治疗此病时都将焦点集中在骨刺上，大都认为是骨刺刺激组织引起的疼痛。而我临床发现，凡有跟骨增生者，其足底之跖筋膜必然紧张，在跟骨结节的跖筋膜止点处均可触及硬性筋结，此筋结压痛明显。反究其跟骨增生之形成，也就是跖筋膜长期紧张挛缩，跟骨结节处反复受到牵拉刺激，骨膜增生肥厚，逐渐形成骨刺。"治病者治其本也。"我个人认为此病之因是跖筋膜紧张挛缩所致，故解决此挛缩是治疗跟骨增生之关键。

我治疗此病的常用方法是：用力由脚心向足底顺推跖筋膜，再在跟骨结节处用力推、拨、顶结节处之筋结数次。施术时力量是关键，力量轻了效差。一般术后患者即可感觉症状减轻。手法后再外敷软坚散结的中药。我临床中用此方法治疗，轻者1～2次症状消失，重者10次左右即可。

民间治疗此病的方法很多，其中最为简单的一个方法就是自己找一个小圆石，自己将足跟之疼痛点对准石块，用力跺脚。在论坛中有一个帖子提到过此法，见有坛友说此法效果不佳，其实此法之关键是跺脚时一定要用力，力量不够则效果不明显。

也许有人会问骨刺仍然存在，其实并没有治好增生啊？作为骨科临床的医生都很清楚，在临床中增生也好，椎间盘的突出也好。很多患者临床症状典型，辅助检查却无异常。也有很多人无临床症状，体检时却发现会有增生或椎间盘突出的存在。此类情况临床屡见不鲜。

委中疼痛腰部求

膝关节是人体最复杂的关节，其病变亦是多种多样。在腘窝后正中疼痛的患者很多，这类患者坐卧均无明显不适，只要站立或者行走即感觉腘窝中点疼痛，而站立或者行走时间较长则疼痛加重，此虽然是一个小病，临床中经常有很多患者因为久治不愈而来我处求治的。近日就有十几例这样的病人，不由引起我的一些思考。这么简单的问题为什么患者久治不愈呢？在此把我治疗这类疾病的一点体会分享给大家，也希望大家能够就此病做一些探讨交流。

对于膝关节的疼痛来说，大多都只是考虑膝关节本身的病变。腘窝后中点也就是委中穴的位置，很多人都知道"腰背疼痛委中求"，也就是腰背部的疼痛可以通过针刺委中这个穴位而得到治疗。很多书籍资料大多描述腰部疼痛用委中这个穴位来治疗，对于委中这个部位的疼痛还没有多少报道。最早提到委中部位疼痛的应该是《灵枢·经筋》中的"腘挛"吧。从经络来说，委中一穴属于足太阳膀胱经的穴位，其疼痛亦是膀胱经的经气在这个部位痹阻不通之故，治疗亦可以选择膀胱经的穴位来治疗。委中穴为膀胱经之合穴，合穴意为脉气自四肢末端至此，最为盛大，犹如水流合入大海，也就是足太阳的经气是由此而进入经脉之中的。而且委中穴位于足太阳两条支脉的相合处，此穴不容小看，有疏调经气，达到通则不痛、强腰健膝的作用。故根据"经脉所过，主治所及"的循经取穴规律，决定了其治疗腰痛等病症的功能。此处谈论的是委中穴可以治疗腰背部的疼痛，那么委中穴如果出现疼痛怎么办呢？此穴疼痛也就是膀胱经的经气出现了不利的现象，治疗也就是疏通膀胱经的经气为主。

由上面的分析，腘窝（委中穴）处的疼痛可以在腰部寻找解决的方法，我临床中遇到此类病人常常就是在腰椎$_{3-5}$棘突旁寻找压痛点或者筋膜的紧张点进行按压，而临床发现此类病人大多在腰5、骶1之间有压痛或者局部的筋膜明显紧张痉挛，按压镇定腰骶棘突旁关元俞，疼痛当即可以得到缓解。

试举几个案例以说明。

例1　胡某，男，43岁，2002年11月初诊。该患者以膝关节疼痛2个月为主来我处求治，来的时候患者全膝关节均肿胀，行走跛行，上下坡时疼痛更甚，经我针灸配合外敷药10来天后膝关节的肿胀均消退，疼痛也大为减轻，就是还有腘窝处疼痛，行走时感觉腘窝有牵拉感。后又治疗了5次，这种行走时腘窝有牵拉的感觉再也没有任何缓解。由此开始反思自己的失败之处，也就有了我上面关于经络与神经上的一些思考，推断其腘窝的疼痛已经不是膝关节本身的问题，而是腰部的问题了。再一次复诊时我就重点按压了一下关元俞，镇定了2分钟，按压后患者当即行走就感觉腘窝后侧的牵拉感明显减轻了。后该患者又治疗了两次痊愈。

例2　刘某，男，38岁，2012年2月18日因腘窝处行走时疼痛3个月来我处治疗，曾经做过腰部CT没见异常，膝关节摄X线片亦未见明显异常，曾经在几个地方敷药或者针灸等治疗，无明显疗效。治疗亦是点按关元俞，腘窝外敷解痉散，治疗3次痊愈。

例3　曾某，男，57岁，2012年2月13日初诊，该患者3年前因腰部伴双下肢疼痛，行CT检查确诊为L5/S1椎间盘中央型突出，在医院治疗后一直遗留腰部酸胀，双腘窝站立及行走时有牵拉性疼痛，不能久坐久站，坐半个小时腰部即感觉胀痛难忍，其站立行走亦不能超过15分钟，超过15分钟后腘窝感觉撕裂样疼痛，平躺无明显不适，多处治疗，症状一直没有改善，患者对此深以为苦。治疗以弹拨骶脊肌，重点点按腰$_{3\sim5}$棘旁的夹脊穴，腰部外敷强筋散，腘窝外敷解痉散。并配合内服中药补中益气汤加杜仲、土鳖虫。隔日治疗1次，治疗6次后患者可以坐1个小时以上，行走亦可1小时。今日患者来复诊时说行走腘窝已经没有明显异常了，坐2个小时以上腰部还有轻微的酸胀。此患者还没有结束治疗。

通过以上的案例，我只是想说明，腘窝（委中穴）处的疼痛，首要考虑腰部的问题，其只要治疗得法，常常可以收到显著的疗效。

踝关节扭伤论治

　　踝关节扭伤是临床中最为常见的一种损伤，虽是临床小病，但如大意治疗，则患者常常迁延不愈，严重者后遗踝关节的创伤性关节炎，近日接触多例扭伤踝关节久治不愈者。感中医骨伤之衰落，在此谈谈我对此损伤的一点看法。

　　踝关节在扭转或者跌落的时候，足部踏在不平的路面或者滚动的物体上时，由于身体的力线和接触面发生变化而使足部过度内翻或者外翻，致使踝关节部位的肌肉、韧带产生不同程度的伤害，这就是踝关节扭伤。在踝关节扭伤中大多是足内翻引起踝关节外侧韧带、肌肉组织的损伤，足外翻引起内侧韧带、肌肉组织损伤的情况相对要少得多。其原因是踝关节内侧的韧带比外侧粗壮有力得多。踝关节扭伤的症状常常轻重不一，其轻微者一般只是局部有轻度肿胀，轻微疼痛，行走用力时有疼痛感而出现轻度跛行。严重者当即出现明显的肿胀（这是由于皮下毛细血管破裂，出血较多，形成血肿所致）。一般都是剧痛，患足不能活动，轻微活动即感疼痛加剧，这种情况是临床中最容易误治的，因为损伤多伴有踝关节的错缝，而临床很多医生通过X线片看不出关节的明显改变，多制动配合外敷中药消血肿处理了事。导致患者一个扭伤迁延数月不愈，此乃医生的一大失误。

　　踝关节治疗的失误往往出现在临床医生不摸患处，单纯拍X线片，看有无骨质损伤来论关节损伤的程度，忽略了踝关节疼痛的性质、肿胀程度及患者的自觉感受。特别是很多医生根本不摸患处，而摸法在损伤的诊治过程中是极为重要的一个环节，在扭伤中有一个最大的特点就是"外肿而内乱"，也就是老一辈常常说的筋翻、筋转的情况，这种情况都被外面的肿胀所掩盖，必须要靠医生的手去触摸感受才会知道，检查仪器是查不出来的。其血肿下面的韧带是否撕裂、是否挛缩或者松弛、僵硬等情况，必须要医者用手亲自去感受才会明白。虽然是临床一小病，亦必须要医生手、眼、心三官并用，心作主意，手作引导，去体会损伤的关键所在，明白损伤的关键部位则治疗就轻松了。

在此也谈谈我治疗踝关节扭伤的方法，我治疗都是手法配合活血散瘀类的外敷药，和其他医生治疗用药大同小异。我治疗此病手法常常分为三步。

第一步：理筋顺气。自小腿中下部向下揉捏，顺肌肉走向向下推至踝部，目的是缓解小腿肌群收缩牵拉踝关节周围的韧带，再顺着踝关节损伤的部位推关节四周（此时力量不宜太大，以患者能够忍受为宜，过大则加重局部的损伤），在推损伤部位时韧带外置不正的要慢慢将其拨正（这是一个重要的环节），临床很多都忽略了这个环节，致使韧带一直僵硬挛缩，此亦是扭伤恢复缓慢的一个因素，不容忽视。然后由踝部顺着向下推至足趾，目的亦是放松足部的肌群，牵拉影响踝关节的韧带组织。

第二步：点穴。在上一步理筋的时候基本都会找到扭伤压痛最明显的部位，点穴就是以这个部位（阿是穴）作为点穴治疗的核心。在点穴过程中一样强调轻重得宜，要以患者能够忍受且要达到有效治疗目的的强度。要求用力要缓慢，过快则力只在皮肤，没有效果反而导致患者疼痛不适，徒劳无功。点穴时要求医生的手法必须稳而深压，力透肌肤，这样患者感觉局部既酸胀又舒服，达到气通肿减的目的。通过点穴后，轻微的患者大多可以立即恢复正常的活动，严重者亦明显缓解疼痛。在踝关节扭伤的点穴中除了阿是穴以外，我常常配合使用的是外踝点阳陵泉、丘墟、申脉、昆仑，内踝取三阴交、太溪、照海。

第三步：运摇镇定。运摇镇定就是旋转踝关节，然后用力使踝关节背屈。老一辈称这个运摇叫磨杵，目的是解决踝关节的错缝问题（这也是治疗的一个重要环节），临床中很多医生都忽略了这个环节，致使踝关节一直不平整，一行走用力即感疼痛。在这个运摇过程中要求新伤少转，而陈旧性损伤多转，新伤少转是防止进一步损伤受伤的韧带，而陈旧伤则要进一步放松痉挛收缩的韧带，利于关节的修复。

 治疗小儿桡骨小头半脱位的一点体会

从医这么多年，小儿的桡骨小头半脱位接触了多少自己也记不清了，这本是临床最为常见的一种损伤性疾病，初学者复位时存在类似问题，旋转力度不够，大都有一种惧怕心理，怕将小孩的手扭伤。在此谈谈我对此病的一点心得体会。

小儿桡骨小头半脱位的病因病机在此就不描述了，大家基本都知道。教材中记录的复位方法主要有两种，一是前臂旋前，一是前臂旋后。临床很多医生都是按前臂旋后处理，往往达不到复位的效果。我临床治疗都是前臂旋前位，基本是百分之百的都复位了。我的方法是治疗时让患儿脱去上衣，露出患肢，由家长抱扶，患肢朝向施术者，施术者一手握拇指在患儿的手腕掌侧，其余手指放在患儿手腕的背侧，另一手握住肘上部拇指按住桡骨头处稍加用力对抗牵拉，同时将前臂旋前，听到清脆的复位音时，证明已复位。此处的要点是小孩肢体比较柔软，旋前的幅度一定要大。我一般在这个手法后将两手放松，握腕部的四指滑向手腕掌侧，拇指滑向手背侧，另一手的拇指滑向肘部的正中，将前臂由内向外旋转两次，再由外向内旋转两次，我称之为盘肘。小孩复位后均可自由活动，无需包扎固定，交代家属脱衣服时先脱好手，穿衣服时先穿患手。头几天不要用力去牵拉小孩的患手即可。

希望初学者记住我两个建议：一是旋转到位，二是心怀不惧。

葛根汤在骨科临床中的运用体会

葛根汤有不少人用以治疗颈椎病，或治疗肩周炎、腹泻，此方运用不限于此，腰椎间盘突出也是可以用的，在骨伤临床中，只要是对症，其运用是很广泛的。因前一大段时间有一位腰椎间盘突出的病人，我用常规治疗无效，用此方则收到了显著的疗效，故而记录于此。

患者王某，女，48岁。2010年9月26日因"腰部伴左下肢进行性疼痛，加重一天"来我处求治。来诊时跛行，需人搀扶。整个腰大肌僵硬如板状，腰部稍稍活动即觉触电样疼痛，并向左下肢放射至腘窝处。典型的腰椎间盘突出的症状，遂作CT检查确诊：腰$_{2/3}$、腰$_{3/4}$、腰$_{4/5}$、腰$_5$/骶$_1$椎间盘突出。因是急性期，不能推拿揉按，遂予以针灸及外敷药物治疗。患者因疼痛较剧要求输液治疗，给以林可霉素、七叶皂苷钠、香丹注射液、地塞米松等对症治疗。连续输液5天，每日针灸治疗1次。患者病情并无明显改善，述每次针灸后两个小时感觉比较轻松，其余时间症状如故。在我临床中疼痛比较典型的用这几组液体两三天症状都会明显减轻，而此患者病情没有改善实属少见。建议她配合内服中药治疗，观其舌淡，苔白微腻，脉濡。结合其证型分析，此为湿邪郁于太阳阳明的太阳阳明合病，处以葛根汤内服。葛根40g，桂枝20g，麻黄15g，白芍20g，大枣6枚。3剂，每日1剂，嘱煎药时加入生姜30g。患者自诉服药当晚即觉疼痛减轻，后在家里喝中药调养，现在腰腿疼痛已经大减。再予以推拿、针灸治疗5天，内服中药原方4剂，诸症全消。这个案例是我由失败转向成功的一个个案，而此案转化的关键却是一个普通的方剂——葛根汤。故记录于此，以示反省。

在此也简单谈一下我对葛根汤的认识。在《伤寒论》中此方是治疗太阳阳明合病的一个方子。其主病条目有"太阳病，项背强𠘧，葛根汤主之"和"太阳与阳明合病者，必自下利，葛根汤主之"。而在《金匮要略》里面此方又是治疗刚痉的一个代表方，其病变部位主要在太阳阳明之经部，从解剖部位来说就是在皮下组织与肌肉外侧筋膜之间的这个区域，出现组织水肿了。我认为此病就是太阳与阳明这两个系统都出现了问题，太阳不能正常释放阳气，且阳明亦不能正常收敛阳气，则经气郁而不舒导致津液阻滞了，津液阻滞则不能正常敷布，经脉失去濡养故而强急牵引。这个现象就好比处暑到白露这段时间，阳气当降不降，空气闷，而且湿度很大。在西南地区住一楼的最能感受，早晨起来地面都还是湿漉漉的。而且这段时间风湿病的患者感觉特别难受。白露一过，秋风一吹，空气不闷了，地面也干燥了，风湿病患者也感觉症状减轻了，这就是阳明将阳气正常收敛了。

葛根汤：葛根四两，麻黄三两（去节），桂枝二两（去皮），芍药二两（切），甘草二两（炙），生姜三两（切），大枣十二枚（擘）。

葛根味甘气平（有说气凉），味甘为土之本味，能生津液；气平乃是秋平之金气。其用四两，四亦为西方秋金之数，故而可使阳明能够正常收敛，为此方之主药。麻黄气温味苦，气温秉春气而主升，苦为火味而入营，其用三两，三亦为东方春升之数，故可宣化聚集之津液。桂枝气味辛温，秉少阳之木火，能助君火而通利三焦，三焦通会人体的元真于肌腠，其用二两，二为南方火数（亦为人体之表），故可走表以补人的卫气。芍药味苦酸、性微寒（有说味苦性平的），苦为火之味，性微寒而下降，其用二两，亦可走表而入营。炙甘草味甘而为土之本味，入脾而使脾气上升，以固津液之生源。大枣味甘，其用十二枚，十二是六的二倍，六为北方水之数，故而大补津液。生姜味辛微温，其用三两，重用其升，亦取其走表之意。诸药合用则可开太阳、降阳明，使阳气得以流通，聚集之津液得化而经脉得养，强急牵引症状得以解除。

此处需要说明的是药物的剂量问题，同是一个方子，其使用时有灵有不灵，全在于剂量的调配，药物好比打仗的兵将，剂量就好比引路的人，兵将再勇猛，如果引路的没有领对地方，则药力不达病所，效果亦是可想而知了。经方的运用，剂量的搭配是很关键的。另外需要说明的一点是，葛根汤的临床使用对象，一定是在肌腠筋膜之间出现津液积聚，此类情况我们多称之为湿邪凝聚。其凝聚部位除可见局部组织僵硬外，还有另外一个体征，就是稍稍用力揉按局部即可出现红痕，湿邪越典型则红痕越明显。这种情况予以推拿后症状当即可以有所缓解，但稍等一段时间症状如故，故而有湿性黏滞的说法。只要是这个现象，不拘部位，颈肩、腰腿，只要见到红痕，即可运用葛根汤。（此红痕非皮肤瘙痒的红痕，必须搞清楚）

 ## 肩关节脱位轻巧复位法

肩关节脱位乃骨伤科临床常见病，其复位手法各派不一。我临床有年，亦时常揣摩，渐有所悟。自创一种肩关节脱位单人轻巧复位手法，用之于临床收效迅捷。现将此法简介于下。

肩关节脱位临床以肩盂下脱位最为常见，现就以右肩关节盂下脱位手法复位作一简单介绍。

患者端坐，医者立于患者右侧，医者之左手扶住患肩，右手握住患者右手腕，使患者右臂轻度外展外旋，向下徐徐牵引，然后维持牵引下逐渐内收，使上臂贴于前胸，接着慢慢内旋患者右腕，一般此时即可复位。如关节脱位未复，继续维持牵引下内收上臂，使右臂绕前胸上举，此时即会有"咯噔"的弹响声，脱出之肱骨头归位，复位即告成功。

手法复位机制：伤科骨折、脱位的复位，自古均强调"欲合先离，立而复合"。要求术者均要巧妙地运用生物力学原理，以减轻患者痛苦，避免加重创伤，使患者尽快恢复为目的。此手法牵引外展外旋之目的是松弛三角肌、喙肱肌、胸大肌等肌肉的紧张，并将肱骨头拉到关节盂前上缘。使前臂内收的目的是使肩胛肌松弛。此时肱骨头已由关节盂的前上缘向外移动，至关节囊的破口处，此时内旋，一般即可复位。如未复位则紧接着下一个动作，内收上举。其目的是使破裂之关节囊裂口增宽，以利肱骨头入位。

 ## 痛风的治疗心得

临床上痛风病人很多，患处关节红肿疼痛，尤以夜间痛甚，中医有"白虎历节"之称，疼痛严重者真有如虎咬骨之感，剧痛难耐。发病以足的第一跖趾关节最为常见，其次为踝关节、膝关节、腕关节。临床很多医生认为此病棘手。我通过多年临床研究，认为此病以湿为主，属于湿邪下注，瘀而为热，兼夹气虚痰瘀，阻塞经络，致经气不通，不通则痛。自配外敷中药痛风散，临床疗效显著。

痛风散

七叶一枝花 30g	黄 柏 20g	黄 连 20g	黄 芩 20g
生大黄 20g	雄 黄 20g	土鳖虫 20g	地 龙 20g
阿 魏 20g	枳 壳 15g	红 花 10g	冰 片 10g
白芥子 10g			

上方打成细粉，用时用蜂蜜调敷患处。隔日1次。一般2小时即可见明显效果。轻者1～2次即愈。重者3～5次即可肿消痛止。

临床诊治严重病人时我常常配合内服中药，以清代名医鲍相璈《验方新编》中的四神煎为基础方加减。

四神煎

生黄芪120g	远　志30g	石　斛30g	川牛膝30g
金银花30g	土鳖虫10g	地　龙12g	防　己10g
泽　泻10g	木　通6g	五加皮12g	

水煎服，每日1剂。

临床我用此方治疗痛风及关节滑囊炎常常能获得显著疗效。服药期间要求患者忌口，如香菜、海鲜、动物内脏等。

痛风的治疗临床收效很快，但不易根治，时常复发，湿之故也。湿性黏滞，湿之入人体如油之入面，易入而难出也。临床我常常嘱患者坚持内服中药，能坚持者随访3年均未复发。而大多数人无症状时很难坚持内服药物。常常一年复发1～3次。

按：此文在华夏中医论坛发表后曾经被广泛转帖转载。网友反馈效果都很理想。

群贤见智录

glqjq：今天我去药店捡药，缺阿魏这味，请问楼主，可否用山慈菇代用？

回复glqjq：阿魏取其腥臭入血脉，化痰消痞，为要药。如无，多加土鳖虫、地龙。土鳖虫大散无名肿毒，地龙善清湿热。

glqjq：我昨晚用药敷患处，（缺阿魏）真是神效，真心感谢楼主。不知要守方多久才可以停药。望楼主告知。

济世救人：外敷新黄片，止痛相当好。

姜湖郎中：拜读老师大作一段时间了，感觉受益匪浅，本人才疏学浅，近日用了老师的通风散感觉效果非常好。我3天前治疗一位痛风的病人，今天把药解下来了，发现足趾的肿已消去，患者非常高兴，再次谢谢楼主了。

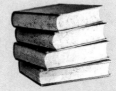

 伤科背法

腰扭伤在骨伤临床非常常见，手法治疗多可立竿见影，收效神速。我在临床中对腰扭伤的认识是：一种是腰部肌筋膜的拉伤，一种是腰部小关节紊乱（也称腰椎错缝）。其中尤以后者疼痛剧烈，甚者不能自己行走。治疗中前者我用理筋手法、终末镇痛镇定法配合大升降法。后者我常用理筋、配合背法与升降法治疗。收效均甚速，术后患者疼痛可减轻80％～90％。

今将伤科背法介绍如下，实际操作中常分为四个步骤。

（1）患者站立，如果患者疼痛不能支持，可以由助手扶持。助手站在患者面前，双手叉托住患者的两侧腋窝部，先使患者站稳，而后助手用力尽量向上提拔，使患者的腰部得到最大限度的挺直。

（2）医者背对背站在患者身后，两肘弯曲，挽住患者的两肘，医者的背臀部紧贴患者的背臀部，而后身向前俯，膝关节微屈，缓缓地将患者背起。背起后应叮嘱患者不要屏气，使自己的全身肌肉放松。

（3）这一步是纠正错缝的复位步骤。医者再向前俯腰，两肘和背脊用力将患者背起后（必须使患者两足离开地面），医者两膝仍然保持屈曲，先将患者身体从自己背上逐渐下滑，下滑到患者腰部紧对住医者骶尾部，这时开始作关键的操作。

①医者左右晃摇骶尾部，使患者的腰部和肢体能够轻轻地左右摆动，此时患者有疼痛感。

②医者必须掌握时机，迅速而有力地使自己原来弯曲的两膝突然向后挺直，在挺直的同时注意自己骶尾部向上对准患者的腰部作颠簸振坠动作，有些患者腰部可能有组织移动感觉，其骨节与软组织即可达到复位。这一步在伤科传统上称为"挺颠坠振"法。施用此法后患者能感觉疼痛明显减轻。

（4）"挺颠坠振"后，使患者双足落地，慢慢站起，助手向上托扶患者腋部，患者两足分开，医者用双手拇指触摸伤处，观察腰部是否平衡，而后用理筋手法理顺伤处。

《灵枢·经筋》中讲"故阳病者，腰反折不能俯……"，腰部过伸可舒足少阴经筋，经络气血得以通畅，症状即可缓解或消失。伤科"背法"对于脊柱有牵、过伸、上下振动旋转和左右摇晃等各种动作，通过这些动作可以起到正骨理筋"拨乱反正"的作用，从而取得"骨正筋柔，气血以流"的效果。

附：我在腰扭伤的治疗中，常常在手法后配以针灸人中、双合谷、双后溪，得气后嘱患者旋转腰部并作下蹲起立（此大升降法），经此治疗，患者症状均明显减轻或消失，再配以外敷中药，一般一两次即可痊愈。

龙神炷灸

今天向大家推荐我自己研制的一种灸艾的配制方法。一直没有给这个方法定名，因我的网名为八月飞龙，自己的心得叫飞龙心语，那么这个灸法就定名为飞龙神炷灸吧，为什么叫神炷呢？因为我临床运用效果的确可观。自以为是我从医以来研制得最好的一个方子。这种灸法属于直接灸，容易起瘢痕，现在的人大多不易接受。我写帖子的目的是推广中医，然后在论坛的交流互动中可以发现自己的不足，亦在交流中提高自己，好为更多的患者服务。

此方的研制亦是受到一个患者的启发，2003年秋，一位腰椎间盘突出的患者来我处治疗，自诉十年前经常膝关节疼痛，当地老中医用针灸治好，十年没有复发过。他谈及那个老中医针灸的方法有点独特，进针后在针身沿皮肤周围加了一个艾炷灸，治疗了几次，几个月的膝关节疼痛就消失了，他当时闻到有麝香味。听到这个患者的描述，激起了我一个新的思路。因为当时自购的灸条基本没有加入麝香，于是我将艾条拆散，加入麝香，在给患者针刺后，沿皮肤在针身周围用加入麝香的艾叶做成艾炷直接灸，效果的确有所提高。但能否将效果进一步提升呢？当时想到很多的麝香类膏药里面都有冰片，都是促进药物渗透的，但冰片类直接加入艾叶中燃烧并不充分，很容易熄灭。于是我想到一个方法，就是在乙醇中加入冰片和樟脑融化后再加入艾叶浸泡，然后将艾叶取出阴干。为什么阴干而不晒干呢？因为艾叶一晒就干枯易碎。而阴干的艾叶就可以做成艾条用。我在阴干的艾叶中加入麝香。后来很多患者我都是在针刺后于针身沿皮肤周围加上这种自制的艾炷直接灸，其效果相当不错。患者大多是几年或者几十年的老病，我运用此方治疗好了不少的老寒腿，陈旧性损伤治疗无数，效果均较满意，唯一不足的就是很多患者会留下瘢痕。下面试举几个案例。

例1 刘某，女，双膝关节疼痛十余年，我曾运用外敷药治疗，当时效果不太理想，2003年11月，我选膝关节内外侧关节缝中点用此法，治疗10次，双膝关节疼痛消失，至今没有复发。

例2 张某，女，53岁，2003年12月，因右肩疼痛伴功能受限2个月来诊，典型的肩周炎。当时取肩髃、肩贞、肩髎三穴用此方法治疗，隔日1次，3次而愈。

例3 刘某，男，45岁，右肘关节外侧疼痛4个月，用力即感疼痛。典型的肱骨外上髁炎。阿是穴用此法，一次而愈。

类似案例很多，而且通过临床观察，此法对关节类疼痛效果更为显著，大多几次就好了。这也许是针刺痛点，然后灸的药效可以通过针身直接到达病变部位的原因吧。通过此帖我想告诉大家，要多听听患者的声音，很多患者都是到处医治，可以提供一个他曾经治疗的经过与方法，通过他们的描述可以使医生得到启发，我很多经验都是来自患者。我对患者大都怀有感激之情，他们给了我灵感与动力，他们不但是我的衣食父母，还是我的良师。

 ## 颈椎病的治疗心得

颈椎因其上承头颅，下接躯干，所以是人体的一大枢纽。以前颈椎病患者以中老年人为多，现在由于生活习惯的改变，很多年轻学生亦患上此病。其原因如玩电脑、手机和开车等，还有就是现在很多人工作紧张，长期伏案，长时间坐多动少，导致颈肩肌群过度疲劳。颈椎病轻微者表现为颈项部酸痛不适，活动不灵活。严重者会出现头晕眼花，心悸气短，颈项强直，上肢麻木。甚至会出现双下肢无力，行走不稳，两足麻木，行走时如踏棉花的感觉。更为严重者四肢瘫痪。因多数起病轻微，可以自行缓解，故而在早期大都不会引起重视。颈椎病现在多分为颈型、椎动脉型、神经根型、交感神经型、脊髓型和食管型六个证型。我认为所谓的颈椎病分型其实并无多大的临床意义，因为临床中随时可以发现其症状是混合的，很少有按颈椎病分型而独立存在的一个症候群。这里我想谈谈临床患者来就诊最主要的三个证型，神经根型、椎动脉型和交感神经型。

（1）神经根型：神经根型颈椎病主要表现是颈项部的疼痛，伴随上肢的疼痛、麻木或者上肢的无力。临床中亦有部分患者表现的是头部或者颜面部的疼痛或者麻木，通过调理颈椎可愈。以颈项的疼痛伴随有神经压迫症状的这种情况都属于神经根型颈椎病。

临床中三叉神经痛、面神经麻痹、神经性头痛者都和颈椎有很大的关系，特别是颈椎的寰枢关节错缝最容易出现类似情况。临床发现，寰枢关节错缝可以引起很多症状，如头痛、头晕、颜面麻痹、心悸、呕吐等。这里结合自己临床的一些医案来讲一下关于寰枢关节的错缝导致神经受压的情况。

在2005年年初，有一位患者张某，女，50岁，因左侧颜面部麻木半年，曾在成都多家医院医治无效。我检查了一下患者，发现其颈项特别僵硬，枢椎明显向左侧偏移，当是寰枢关节错位压迫左侧的面神经所致，治疗只要调整好寰枢椎即可。随即给患者拍了颈椎的X线片，颈椎除了寰枢椎没有增生，其他各椎体均有明显的骨刺形成，而且各椎间孔均明显狭窄。当系患者伏案工作过多所致。X线片示枢椎明显向左偏移。于是我用手法慢慢放松她的颈部肌群，然后调理寰枢椎。因为当时她的颈部肌群非常僵硬，不能一次复位，故多次逐渐调正，同时配合外敷软坚散结的中药，目的亦是帮助颈部肌群的松解，随着关节位置的改变，患者颜面部的麻木一天一天得到缓解。当时前后治疗了十来天才将错位完全复正，颜面部的麻木也随之消失。

2012年4月，一个男性患者，刘某，43岁，因颈部疼痛伴随前额疼痛4天，曾在某医院骨伤科治疗3天无效，经人介绍前来我处求治。自诉左侧头枕部有一根筋直接牵扯到左侧眼眶，阵发抽掣性疼痛，患者苦不堪言。我查其颈部僵硬，以头枕部为甚，且可以触摸到枢椎轻度向左侧偏移。当即予手法调整寰枢关节，一次复位，患者当即感觉疼痛消失。

2012年6月，一女性患者，38岁，右侧太阳穴上面一寸许的地方牵掣右侧头枕部疼痛1天，检查是枢椎向右侧轻度偏移，亦通过调理寰枢关节一次而愈。

临床类似案例很多，我举以上几个案例是想说明，在颈椎病的治疗中，寰枢椎的重要性不容忽视，其错位很容易压迫枕大神经、枕小神经、耳大神经和第三枕神经，引起枕部、颈部疼痛。如压迫第二颈髓处的脊髓束，刺激三叉神经脊髓束，则可以引起前额、眼眶、太阳穴疼痛。临床治病千万不能见头部疼痛或者麻木就只是在头部寻找问题，还应当在颈项部寻找导致头部疼痛或麻木的根结。这里也谈谈我调理寰枢椎错位的方法，以左侧为例说明。我都是坐位调理，左肘曲屈托住患者的下颌，右手托住头枕部，两手肘同时用力，向上徐徐牵拉颈部。目的是缓解关节囊的痉挛。然后再缓慢地前屈、后伸颈部。然后将右手拇指移到枢椎左侧棘突的前沿，左肘将头部右旋到最大位置，并用左手扶着头部使头向左侧偏斜，同时右拇指向后推顶枢椎棘突即可复位。临床中有的患者可以一次复位，而有的病程较长者我的意见是先放松颈部肌群，不要急于求成，在颈部肌群没有得到很好放松的情况下去寻求一次性复位往往会适得其反，甚至有的患者会当场晕厥。在网上我经常看到有的医生为了夸大其治疗效果，说通过正脊一次就将人家几年，甚至十年，几十年的病治疗好了，我认为这是不可信亦是不可取的，对于陈年旧病一定要缓慢图之。

在教材中一般都是说颈椎病神经受压的原因分为两种，一种是增生所致，一种就是颈椎的椎间盘突出压迫神经所致。但临床中很多颈部疼痛伴上肢疼痛或者麻木的患者经检查并没有颈椎椎间盘的问题，也没有增生。也有很多患者体检时有增生或者颈椎椎间盘突出但没有任何不适的症状。这是为什么呢？其原因就是颈椎椎体两侧均有滑膜关节的保护，而颈椎椎体的结构是椎体平面下凹，即使有轻微突出亦压迫不了神经或者刺激其周围的组织。增生等退行性改变亦是人体本身的一种代偿性改变，有维持和稳定椎体内外平衡的作用。临床中均可发现患者症状减轻或消失后其增生的骨赘依然存在。故而我认为椎间盘突出与骨质增生并不是引起患者疼痛或者麻木的罪魁祸首。那是什么情况才会导致症状呢？主要原因是颈椎的椎体失稳和周围组织增生肥厚、肌肉韧带的痉挛导致神经受压。颈椎的椎体失稳主要就表现在小关节的错缝上面，前面我讲了关于寰枢椎错缝可以导致头部或者颜面部的疼痛或者麻木，颈椎其他椎体的小关节都有可能错缝。在颈椎病的神经根型中，错缝是相当普遍的一个问题，而所谓的颈椎椎间盘突出导致神经受压的情况并不多见。那么这个颈椎的错缝怎么去诊断呢？我的临床体会是，检查时患者取坐位，医生一手托住患者的下颌，另一手用拇指由上向下按序触摸每一个颈椎椎体的棘突，因为颈$_{2-6}$的棘突多有分叉，其叉沟就是棘突的顶点，如果关节有错缝，则错缝椎体的棘突一定会偏离中心的那条轴线，可以明显发现患椎的棘突顶线向一侧高凸隆起，凸隆侧的组织可以明显感受到僵硬。而且偏歪的椎体棘突上的棘上韧带一定有明显的压痛，患者颈部活动受限，向棘突偏歪的一侧活动转头或者后仰，头部疼痛明显加重，有的活动时可以感受到明显的神经压迫症状。大家都知道颈$_{1-2}$的神经向上行走，颈$_{3-4}$神经向两侧横行，颈$_{5-8}$神经是向下行走的，那么不同节段的椎体错缝，则其症状表现会有所不同，临床可以通过相应的临床表现在对应的节段去寻找原因。错缝的关节通过手法调理后临床症状多可立即减轻或消失。

在前面我谈了颈椎病的一大特点是错缝的问题，因为错缝压迫神经而出现相应节断神经支配区域出现症状。临床有很大一部分患者其临床表现并不是按神经的走向分布症状，可以说是按三条力线来分布的疼痛或者麻木，按神经支配区域治疗的方法在教材和网络的一些资料里比比皆是，在此我就不再多述。只想根据我自己临床的一点体会，谈谈我自己的一些治疗理路。我以前的帖子里曾经提到过我认为

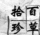
十二经筋就是人体的十二条力线，而通过临床我再次深刻体会到人体有很多的力线，今天我想谈谈关于颈椎病的几个力线问题，在这几条力线上可以寻到明显的压痛与筋结，通过点按揉拨或者针刺这些地方，颈椎病的很多症状都会得到相应改善，有的症状可以立即缓解或者消失。

在颈椎病中，有一部分患者除了颈部的疼痛以外，还伴随从肩部后侧、上肢的后外侧至手的小指一线疼痛或者麻木，这类病人临床很普遍，其双臂前伸如骑车的姿势或者上肢上举时上肢后侧一线疼痛或者麻木比较明显，而上肢自然下垂时则无明显症状。治疗这类病人很多医生都在颈部的相应椎体节断去找问题，有牵引推拿颈部的，或者针刺等方法。因为有上肢的麻木，很多医生想当然都认为是颈部的问题，以前我也是这么想的，而当在颈部治疗效果不佳时就激发了我的一些思考，其没有效果的原因在哪里呢？2006年4月的一天，一次偶然的机会让我发现了一个治疗这类疾病的窍门。一次我在为患者讲解肩部锻炼上举的方法时给患者做双手上举的姿势示范，要求患者感觉自己在托一个重物，要将这个重物稳稳举上头部，双掌像平托重物一样，要求掌根持续向上发力，双肘向上伸直，并镇定一定时间。其本来目的是让患者通过这个方法治疗肩部部分粘连，在示范的过程中我突然感觉由小指、上肢外侧、冈下肌、肩胛骨内下1/3一线明显感觉到一根筋紧绷着，这不就是颈椎病上肢后侧疼痛的一个力线吗。当时正好有一个这类情况的患者，治疗了十多天效果不太理想。于是我就按当时在我身体出现的这条线去寻找疼痛点，果然在患者冈下肌外沿近肩处和肩胛骨内下1/3处肩胛骨内侧均发现一个条索状的硬性筋结，而且患者的冈下肌肌张力明显高于其他地方，于是我重点揉拨了这两个筋结点和冈下肌，患者上肢后侧的麻木当即感觉减轻，后如法治疗了几次，上肢后侧至小指麻木的症状就消失了。通过这次治疗后，每当我遇到这类病人，在冈下肌内外侧均可发现筋结，弹拨这些筋结和揉按放松冈下肌，则患者的症状均可得到改善，我治疗这类疾病的效果也由此得到了很大的提升。由此总结了一条从肩部后侧、上肢的后外侧至手的小指一线疼痛或者麻木的情况与冈下肌有直接的关系，与颈椎本身则没有太大的关系，当然有的患者也是颈椎本身的问题，相比之下冈下肌的问题比颈椎多。细思其原理，应该是患者在上肢抱胸位或者上肢上举位时冈下肌、小圆肌收缩痉挛压迫臂外侧下皮神经所致吧，治疗冈下肌就是解决了臂外侧下皮神经的压迫。

在所谓的神经根型颈椎病中，有一部分患者除了颈部的疼痛以外，还伴随从肩胛骨内上角、冈上肌、肩峰中点、上肢外侧正中一线至手的示指、中指、环指疼痛或者麻木，这类病人临床也很普遍；与我前面描述的沿上肢后外侧至手小指一线不同的是，这类患者是手臂下垂时疼痛或麻木加重，而上举手臂麻木或疼痛反而减轻或者消失。我发现这类患者在肩胛骨内上角处有明显的筋结点，冈上肌中点亦有明显的压痛或者有筋结点，肩髃、手三里均可有疼痛点或者筋结点，治疗此类情况我重点亦是选用这几个点进行弹拨。

还有一种情况就是头枕部、肩井、肱骨结节间沟、上肢前外侧至手拇指、示指一线疼痛或者麻木，亦是上肢下垂时疼痛或麻木加重。这类情况我亦是在这一线选疼痛点或者筋结点进行拨筋治疗。

在神经根型颈椎病的治疗中我除了拨筋或者针刺以外，大多配合外敷温经散寒的中药，有的亦配合内服中药治疗，疼痛为主者以葛根汤为主化裁，麻木为主者以黄芪桂枝五物汤化裁。

（2）交感神经型：接下来想谈谈我治疗交感神经型颈椎病的治疗心得，这类疾病是临床中比较复杂的一个症候群，除了颈部的症状以外还伴随有交感神经功能紊乱的情况，而且这个交感神经型颈椎病的表现有的表现为兴奋症状，有的表现为交感神经的抑制症状。记得有一位姓刘的女患者，60多岁，她的表现就是颈项部疼痛，阵发性眩晕、心悸。有时坐着或者走在路上就突然感觉天旋地转，眩晕欲仆。而且她经常觉得自己很不幸，总觉得很多事情都不如意，好像很多人都在针对她一样。检查除了颈第3、4及第4、5椎间盘有突出外，均没有查出是什么问题，当时我认为这位患者就是一个交感神经型的颈椎病，但我的治疗效果反反复复，始终得不到根本的解决。后来多处检查，在华西医科大学诊断为抑郁症。作为一个医生没有解决患者的疾苦，给了我很大的刺激。在此之前我一直注重手法和药物外敷等外治的方法，通过这个案例后我开始反思自己的不足，曾在心理、性理等方面去研究过治疗方法，始终没有得到解决。后来开始认真学习中医的传统经典，在中医古籍中寻求内治之法。通过学习《伤寒论》与《金匮要略》后开始运用经方配合治疗，慢慢地摸索出一套治疗交感神经型颈椎病的治疗方法。

这个经验来自于《金匮要略》的痰饮篇，其中有一句话叫做"夫心下有留饮，其人背寒冷如手大。"我临床发现交感神经型颈椎病有一个典型的体征就是自觉后背发紧或者有寒冷的感觉，而且这个发紧的位置就在双肩胛骨内侧巴掌大的一块地方。当我阅读了这一句话后刻意重点检查每一个交感神经型颈椎病患者的双肩胛骨内侧，发现基本上每一患者在这个区域都有紧滞感，或者在这个区域可以摸到明显的压痛点。通过点按这一区域的压痛点，患者心悸胸闷的感觉就会立即减轻。点按背部治疗心悸胸闷的方法我在"胸闷咳喘背部求"的帖子中曾经描述过，这里不再多述。还有就是治疗这类疾病我临床运用最多的就是"风池上"这两个点，这两个点我在"头痛头晕风池上"的帖子中已经描述，也不多述了。

临床中除了拨筋和外敷中药以外，我开始配合内服中药来治疗此类疾病，基础方就是茯苓白术桂枝干姜汤，有时配合泽泻汤，有时配合麻黄附子细辛汤，有时配伍真武汤。我为什么以茯苓白术桂枝干姜汤为打底的方子呢？通过学习经典，我认为交感神经型颈椎病的主要问题就是一个脾虚的问题，脾虚则不能运化精气以上奉头颅，则出现眩晕、耳鸣。头是什么？是诸阳之会，清阳之府啊，大多数人都认为这个诸阳之会讲的是阳经聚集于头部，而我认为不只这么简单，为什么呢？学中医的都知道有一句话叫做"五脏六腑之精气皆上注于目"，目在什么位置呢？头颅。在《灵枢·卫气行》中提到，当人早上从睡眠中醒来，眼睛睁开后，卫气就通过眼睛的不同部位向下运行，也就是阳气开始向下输布。这个阳气从哪里来？我认为是从头部来的，是五脏六腑的精气上奉于头部转化而来的。在大自然中太阳亦是高高在上，地上的万物亦是靠太阳的热气下达温煦而生长的。那么脾虚则精气不能正常运输上奉就会出现"脑为之不满，耳为之苦鸣，头为之苦倾，目为之眩"的眩晕耳鸣现象。并伴随有睡眠欠佳、记忆力减退、注意力不易集中、视物不清等临床表现。脾虚则精气不能正常上奉，那么浊气就会上冲，浊气凌心则出现心悸胸闷、心率时快时慢等表现，亦可有呕吐。上冲之浊气郁闭下达之阳气，则会出现烘热汗出的表现。且脾主思虑，中医认为思虑过度则伤脾，那么脾虚会加重患者的思虑，故而有抑郁的表现。因此我的观点是治疗交感神经型颈椎病应从脾虚出发，脾虚是本。对于典型的眩晕，我的经验是茯苓白术桂枝干姜汤配合泽泻汤治疗，典型的耳鸣，配合麻黄附子细辛汤治疗。

在我的"玄武苓泽疗眩晕"的帖子中记录了几个类似的医案，都是交感神经型的颈椎病，"颈源性耳鸣"医案的患者也是属于交感神经型颈椎病，有兴趣的朋友可以看看。这里我主要讲治疗交感神经型颈椎病的一些心得体会，医案就不过多描述了，治疗都是大同小异。

（3）椎动脉型：椎动脉型颈椎病的症状与交感神经型颈椎病有很多相似之处，均有头痛、头晕、耳鸣等症状，其典型症状亦是眩晕；而我的观点是椎动脉型颈椎病和交感神经型颈椎病所致的眩晕是不同的，其椎动脉型的体征以体位性眩晕为主，也即患者平时只是感觉轻

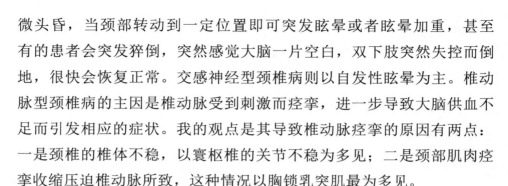

微头昏，当颈部转动到一定位置即可突发眩晕或者眩晕加重，甚至有的患者会突发猝倒，突然感觉大脑一片空白，双下肢突然失控而倒地，很快会恢复正常。交感神经型颈椎病则以自发性眩晕为主。椎动脉型颈椎病的主因是椎动脉受到刺激而痉挛，进一步导致大脑供血不足而引发相应的症状。我的观点是其导致椎动脉痉挛的原因有两点：一是颈椎的椎体不稳，以寰枢椎的关节不稳为多见；二是颈部肌肉痉挛收缩压迫椎动脉所致，这种情况以胸锁乳突肌最为多见。

从事临床之初，对于颈椎病我觉得最难医治的就是关于眩晕一类症状，因为那时对于颈部的治疗就是单纯推拿配合外敷药，没有考虑过椎间小关节错缝的问题，那个时候自己的理论都来源于教材，教材提到的都是椎体的增生或者颈椎间盘突出刺激椎动脉所致。常规的治疗效果平平，很不理想。直到我认识南宫门的陈友权师父，那是2000年的时候，当时我在四川枝华骨病骨伤中医药研究所（当时叫七八四骨科研究所）工作和学习时，有一位资阳市某职业技校的校长因为右股骨颈骨折在我们医院治疗，当时我是他的主管医生。这个校长的一个朋友请来了陈友权老师帮他看看，陈友权老师看了他的病情后在患者家属的带领下找我要求看看患者的片子，我当时只是把他当做患者的同事（患者家属说是学校的同事），我详细给陈老师讲解了一下患者当时的情况和后期的预后情况。老师当时听了感觉非常满意。他觉得和我很有缘分，要求收我做徒弟。因为这位患者我与陈老师结缘，在后来的几年时间我每一个月都要到陈老师那里去学习一两次。陈老师治疗颈椎病和腰椎间盘突出都是一套手法，都是由下向上点按的，他的力度很强，可以将患者的每一个椎体都按的啪啪作响，手法的时间很短，只有三五分钟，就是点穴和推脊柱两侧为主。颈椎病和腰椎间盘突出的效果都非常明显。当时老师传我这套手法时并没有给我讲解为什么，我问他手法的机制他都是一句话"自己悟"。通过自己的临床感悟也慢慢体会到了手法的精妙所在。老师治疗颈椎病都要由颈椎两侧沿夹脊穴向上推按至头枕部，并端提颈椎（双手拇指顶风池部位），很多眩晕的患者均可当即减轻。由老师的启示我才开始对寰枢椎重视起来。知道眩晕很大一部分都是由于寰枢椎错缝所致，此类患者只要手法调正寰枢椎，患者的眩晕大多当即就可以缓解或者消失。

在临床中慢慢又发现很多眩晕调正了寰枢椎后还是不能解决问题，也不在少数。陈老师的那套方法也解决不了所有问题。2004年在一本书上看到手推"桥弓"可以防治高血压，而导致眩晕的一个因素就是高血压的问题，虽然颈椎病的眩晕血压大多不会很高，但这个方法给了我启示，也由此让我认识到胸锁乳突肌的重要性。这个"桥弓"是颈部翳风（耳垂后下缘的凹陷）至缺盆（锁骨上窝中央）的连线。用此桥弓降压就是由上至下缓慢地推。临床发现颈椎病有眩晕的患者其中有一部分就是在胸锁乳突肌的上沿接近翳风穴约三横指这一段僵硬，以近乳突处最为明显。临床通过轻柔拨按这个部位，有很大一部分患者的眩晕可立即减轻，此处手法要轻柔，不可用蛮力，否则会适得其反。

在椎动脉型颈椎病中，有一部分患者就是觉得头部昏沉，颈项头枕部僵硬，平时感觉心累，稍稍活动即感觉气喘吁吁；且此类患者多畏寒肢冷，有的患者血压较低。此类患者用单纯手法或者外敷中药治疗效果就不是很好。虽然有颈部的症状，属于椎动脉型颈椎病，但按常规的颈椎病来治疗效果都不理想。这是为什么呢？椎动脉型颈椎病是颈部症状伴随大脑供血不足，这类情况也是头部供血不足，但其不同于椎动脉受到刺激变窄所致，椎动脉变窄的情况只要解决了导致变窄的原因就可以了。此类情况是血液在动脉中本身的动力不足所致，动脉没有受到刺激压迫，故颈部推拿或者外敷药效果并不理想。治疗此类情况就要从它的源头出发，增强血液的动力才是治疗的关键，以内服中药为主。此类患者从中医的角度来看我的观点是阳气虚衰，中气不足所致，治疗当以温阳补气为主。多以补中益气汤为基础方，阳虚症状典型者则加入干姜甘草汤或者四逆汤。效果均比较理想。

下面试举几个案例。

例1 张某，男，42岁。2012年4月3日因头部晕眩，动则加重两天来诊。患者于2012年4月2日晨起即感颈项僵硬疼痛，并感头部晕眩。曾找内科医生开药内服（用药不详）效果不理想，来诊时头部被动向右侧偏屈，当头部稍向左侧活动则感眩晕加重，并感恶心欲吐。予颈部常规放松后，手法调正错缝的寰枢椎，患者当即感觉眩晕消失，再予外敷温经散寒的中药，一次而愈。

例2 刘某，女，56岁。因颈项僵痛伴头部晕眩2个月，于2011年9月23日来诊。查颈部活动尚可，双侧斜方肌轻微僵硬，双侧的胸锁乳突肌近乳突三横指处均明显僵硬，压痛明显。颈部左右活动幅度加大则感眩晕加重。予重点揉拨双侧胸锁乳突肌上缘，配合外敷软坚散结的中药，治疗5次，症状消失。

例3 向某，男，73岁，因颈部不适，头部昏沉2个月，曾在某医院理疗针推等治疗1个月余没有明显效果，经朋友介绍于2012年6月5日来诊。时见患者颈项强急，心累，全身疲乏，自觉四肢发凉，CT片示：颈$_{3/4}$、颈$_{4/5}$、颈$_{5/6}$椎间盘突出。面白神疲，舌淡苔白，脉弱。此乃阳气虚衰，中气不运所致。内服中药为主，配合外敷温经散寒的中药。

生黄芪 60g	当 归 12g	炙甘草 15g	白 术 20g
干 姜 20g	党 参 20g	升 麻 10g	仙鹤草 30g
鸡血藤 60g	广木香 15g		

治疗半个月而愈。

另外需要说明的就是，在颈椎病的治疗中，很多医生都选择颈部的牵引作为颈椎病的治疗项目之一，我认为颈部牵引在颈椎病的治疗中只适用于神经根型。特别是椎动脉型的颈椎病，牵引是最不适合的，很多椎动脉型患者行颈部牵引当即就会加重眩晕，这是临床很普遍的一个现象，其原因是牵引加重了椎动脉的痉挛所致。

腰腿疼痛的治疗心得

腰部伴随下肢疼痛或者麻木的情况在临床中多见于腰椎间盘突出症，腰椎间盘突出症是因现今医学CT检查有腰部椎间盘的突出，突出的髓核刺激或压迫神经根、脊髓等而产生相对应的腰腿疼痛麻木等症状。中医学典籍中无腰椎间盘突出之名，根据该病的临床表现，可归于"腰痛""腰腿痛""痹症"等范畴。现今中医对于此病的称呼也以西医的"腰椎间盘突出症"名之。临床中可有单纯腰痛而无腿痛的，亦有单纯腿痛而无腰痛的。临床症状多种多样，不可一一言之。然而临床中每每有腰腿部疼痛比较典型的患者，CT等相关检查在其腰部却未发现椎间盘有突出。而有很多人无临床症状，体检时却发现腰椎间盘有明显的突出。临床中有很多腰腿部疼痛的患者经治疗后临床症状消失，而复查时椎间盘的突出并没有明显改变。临床中亦有很多腰椎间盘突出的患者经手术摘除了椎间盘，其相应症状本应该消除，而事实是大部分效果并不理想，甚至有的症状根本就没改善。有部分患者的症状与腰椎间盘突出的症状一样，CT结果是"腰椎间盘有病变"，但病变的椎间盘根本就没有压迫硬膜囊或脊神经根，而却出现了类似压迫的症状。由此可见有很多的腰腿部疼痛的患者其疼痛症状与腰椎间盘的突出与否并没有直接的关系，治疗还是以解决患者疼痛不适的主要症状才是首务之急。

今天想谈谈我对腰腿疼痛的一些理解与看法，我一贯的主张是人体以脊柱为中心，左右上下都是对称平衡的，一旦这个对称失去正常的平衡，机体就一定会伴随相应的临床症状；椎间盘的突出也好，骨质的增生也好，只要没有导致脊柱的生理平衡失调则不会出现症状。反之其出现了机体症状如腰部的疼痛，腿部的麻木，其根结亦是脊柱的自身平衡机制出现了异常，治疗的目的就是恢复脊柱的自身力学平衡关系，只有脊柱的自身力学平衡关系恢复，才能真正准确地治疗腰腿部的疼痛。

首先谈谈在腰部疼痛中有一部分患者，其症状表现是腰骶部疼痛明显而其局部压痛并不典型，这类患者CT多显示腰椎间盘有突出的情况，但治疗腰骶部效果并不理想。这是为什么呢？在谈论这个问题之前我先谈一下胸腰椎压缩性骨折的患者，特别是胸$_{12}$、腰$_1$椎体压缩性骨折的患者，其早期表现就是在骨折部位也就是胸腰椎交界的这个部位疼痛比较典型，局部的压痛和叩击痛都非常明显。而这类骨折患者的后期表现都是骨折部位疼痛不明显，而腰骶部胀痛反而比较典型，中医称这类情况为血脉下注所致。相信治疗过胸腰椎骨折患者的医师都知道这种情况。这种情况说明了什么问题呢？其病变部位明明在胸腰部而其临床表现却在腰骶部。在《交经缪刺话痦根》的帖子里我曾经提到胸腰部是人体上下交通的枢纽，这个部位出现问题势必波及身体下部。而且我认为人体的阳气是从上、从头部向下走的。如果在胸腰部出现问题，则阳气在此郁结，不能正常下达，其病变以下的部位得不到阳气的温煦，不通则痛，首先就表现在腰骶部疼痛，进而发展为下肢的疼痛。

临床中有很大一部分所谓的腰椎间盘突出的患者，其自我感觉是腰骶部疼痛，但实际在胸腰交界部或者胸$_{12}$椎体以上触按时疼痛反而比较典型，局部组织亦多比较僵硬，并可在局部触摸到明显的筋结。此类患者予治疗腰骶部位常常效果不是很明显，而弹拨胸腰部的疼痛点效果却非常显著。笔者读《灵枢·卫气行》后感悟到人体的阳气是由上向下布达的，于是我认为腰骶部疼痛的患者治疗腰骶部位效果不理想的原因就在于其引起疼痛的原始部位并不在腰骶部，而在其疼痛上方的某个部位，认识到这个情况后，我后来在诊治腰腿痛的患者时刻意地认真检查了患者腰部疼痛以上的部位，发现这类患者有很大一部分在胸腰部交界处两侧的骶脊肌有明显的压痛，也有部分患者背部的骶脊肌比较僵硬；治疗的重点就是弹拨这些部位，当弹拨胸腰部或者背部使其肌肉筋结变软后，很多患者腰骶部的疼痛多可立即减轻。

　　试举一案例以说明之，患者张某，男，46岁，在办公室工作，上班下班都以坐为主，2013年9月26日来诊，因腰骶部胀痛2个月，曾在两家医院针灸推拿治疗过，效果均不理想。来诊时自觉腰骶部系皮带的部位酸胀，不能久坐，坐10分钟即觉腰骶部有一根棍子顶着，非常难受，坐的时间越长这种胀痛就越明显。曾做CT检查，显示腰$_5$、骶$_1$椎间盘突出。查腰骶部僵硬，而腰$_5$、骶$_1$棘突两旁压痛并不明显，由腰骶部向上触摸，在胸$_{12}$椎体两旁的骶脊肌均可触及约1.5cm的硬性筋结，压痛非常明显。当即明了所谓的腰椎间盘突出乃是个假象；其长期久坐，胸腰部首当其冲，疼痛的原因是常年的久坐导致胸腰部的骶脊肌痉挛，阳气不能下达而表现为腰骶部疼痛。治疗只要解决了胸$_{12}$椎体两旁的筋结即可。予弹拨脊柱两侧的骶脊肌，重点弹拨胸$_{12}$部位的筋结，治疗后患者当即感觉腰骶部胀痛缓解，再予胸$_{12}$两旁的筋结和腰骶部的关元俞针刺，留针30分钟。再在胸腰部外敷软坚散结的解痉散，治疗十余天，诸证消失，要求患者平时多活动腰部，加强腰部的肌肉力量以巩固疗效。

　　接下来谈谈我对腰腿疼痛的另一个体会，腰椎错缝的问题。在很多腰腿部疼痛的患者中，虽然CT显示腰椎的椎间盘有突出，但其实并非腰椎椎间盘的问题，而是腰椎错缝的问题。先从一个案例说起吧，张某，女，2013年4月26日在工作时搬抬重物，不慎扭伤腰部，当即感腰部伴右下肢放射性疼痛，腰部不能伸直，伸直即感腰部剧痛，且独自不能站立行走。急由同事送到区人民医院做CT检查，显示腰$_{4/5}$、腰$_5$骶$_1$椎间盘突出。在同事的建议下，来我处求治。查双侧腰骶部的骶脊肌僵硬，腰$_4$棘突向右侧轻度偏移，右侧棘旁压痛明显。结合病史分析，此乃腰$_4$椎体错缝卡压神经组织所致，椎间盘的突出只是一个假象。当即于腰部施以放松手法后再采用旋转复位法。患者当即感觉腰部和右下肢的疼痛消失。此类情况临床很多，大多数医生一见CT结果即予牵引等治疗，或者认为是腰椎间盘突出的急性期给患者采取卧硬板床制动和静脉滴注以消除神经根的炎性水肿等方法治疗。这样反而延长了患者的治疗时间，拖延了病情。

腰椎错缝的情况多见于患者弯腰体位突然直腰的情况，表现为腰部剧痛，腰部不能伸直。其临床表现以向臀部和骶尾部牵扯痛的情况比较多见，腿部串痛的情况少见。多有明显的弯腰体位而突然直腰受伤的外伤史，有部分患者当时疼痛不明显，次日起床发现腰部疼痛加重。用手触摸可以发现棘突位置不正，椎旁关节突处压痛明显。这种情况大多予腰部旋转手法和腰部背法来解决小关节的错缝问题，患者腰部的疼痛大都当即可以缓解或者消失。

在腰腿痛的患者当中，有一种情况是脊柱呈S形改变，这类患者有腰部疼痛，也有下肢放射性疼痛，按常规治疗效果往往都不是很理想。只有将这种脊柱的S形改变纠正后，腰腿部的情况才会得到真正的改善。这也就是我前面提到的脊柱必须平衡对称，这种S形的改变就是脊柱的对称平衡严重失调。这类患者的治疗不能局限于腰腿部，其背部的调整是不容忽视的，背部的变形没有得到改善则腰腿部的症状就得不到很好的解决，由此也说明腰腿的疼痛并非绝对是腰部神经受压那么简单，背部的问题一样会导致下肢的疼痛或者麻木。

腰腿疼痛的治疗从背部入手的方法是我最近几年才感悟出来的，其启示来源于一位患者，2010年6月，有一位女患者郭某，48岁，因腰部伴左下肢疼痛4个月，加重15天，曾多处治疗效果不佳，有的医院建议患者手术治疗，患者不接受，经其朋友介绍来诊，来诊时腰部不能伸直，由老公搀扶来诊。时见腰部肌群和左臀部肌群明显僵硬，脊柱呈反"S"形改变，也就是腰部中段明显向左凸，背部中段明显向右凸。腰部生理幅弓消失。左大腿外侧中线跳跃、风市、阳陵泉、丘墟这四个点明显压痛而且可以明显触及筋结。其自带CT片示：腰$_{3/4}$、腰$_{4/5}$、腰$_5$骶$_1$椎间盘突出。当时我重点在于调整左侧腰部和下肢外侧中线，特别是跳跃、风市、阳陵泉、丘墟这四个点。配合内服、外敷温经散寒的中药，治疗了20余天，腰部和左下肢的疼痛有所缓解，但效果并不十分理想，其行走仍需左手扶着左侧腰部，可以伸直腰部，但行走不能超过10分钟，否则感觉右下肢胀痛难耐。平躺休息后下肢的胀痛才会有所缓解。这是我治疗腰腿疼痛效果最不理想的一个患者。其效果不佳的原因是什么？患者的问题是否局限于腰部？可否用其他的方法解决？某晚睡前看了《黄帝内经》的"阴阳大论篇"突然有所感悟，为什么要将疾病复杂化而不是简单化呢？中医认为疾病的形成无非是两种情况：一个是阴的问题，一个是阳的问题，归根就是阴阳的平衡失调。阴阳可大可小，小则阴阳而已，大则可千可万，无可胜数。老子曰"退有还无，无中生有"，也就是将可千可万的事物简单化。人体的脊柱两侧不就是和阴阳一样对称平衡的吗？其对称平衡失调也就是阴阳失去了平衡啊？阴阳失衡则气血的运行必然失衡。调节脊柱的平衡也就是调节阴阳的平衡。自己一直思考的拨筋原理在此也赫然明了"拨筋医理肇阴阳，对称平衡是总纲。"由此想到，患者的脊柱不就是呈反S形改变吗？而引起脊柱呈反"S"形改变的原因是两侧肌肉牵拉所致，只要解决了肌肉僵硬这个问题，脊柱自然就会逐渐恢复正常的力线，那么其下肢疼痛的问题应该就可以得到相应解决。带着这个思路，第二天我转移到调整这个反"S"的问题上面，且重点在于腰背部的6个点，也就是背部的凸点最高点和最凹的上下2个点，腰部的凸点最高点和最凹的上下2个点，共计6个点。

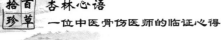

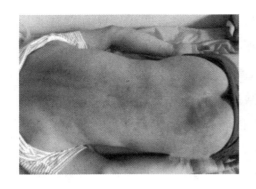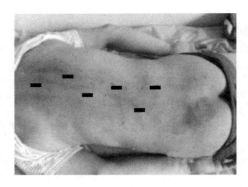

　　这几个点明显可以触摸到比其他部位僵硬，且背部3个点的压痛非常明显。当时我就重点弹拨了这几个点，弹拨后僵硬情况明显改善，然后我再放松左侧大腿中线（胆经）一线，也重点弹拨了跳跃、风市、阳陵泉、丘墟这4个点。治疗后患者下床当即感觉腰部和左下肢疼痛的感觉减轻大半，是最近4个月来从没有过的轻松。后如法治疗了十来天，患者脊柱恢复正常的直线，左右骶脊肌均柔和，腰部和左下肢的症状全部消失。教了几个锻炼的方法，要求患者坚持锻炼，并要求患者半年内不要久坐久站。后来随诊，患者诉自从上次治疗后自己坚持锻炼，未再复发。

　　此后，我治疗腰腿痛就开始重视整个脊柱的对称与否，特别是背部，也治疗了多例类似的患者，效果均非常理想。而且我还发现一个问题，患者下肢疼痛比较典型者其背部多有压痛点。总之，对于腰腿疼痛的患者，恢复其脊柱的平衡是治疗的关键。

　　另外在腰腿痛治疗的后期，特别是腰部疼痛的治疗后期，有一部分患者的表现是腰部不能久坐久站，平时感觉腰部酸软，劳累后腰部酸胀加重，休息后减轻。此类情况进行推拿、针灸和外敷药物效果并不太理想。有的医生治疗多按中医的痹症处理，用温经散寒、活血散瘀类药物，效果均不明显。我认为这类患者就像汽车的轮胎一样，气不足了就不能正常承受汽车本身的重量，行驶时必然会减速，且当汽车进一步加载则轮胎必然会被压瘪。这就是患者平时腰部酸软，腰部酸胀劳累后加重、休息后减轻的原因，也就是人体内的气不足了，气不足则不足以承受人体自身的体重，何况劳累加重负荷呢。治疗这类情况用温经散寒、活血散瘀类药物就好比给汽车加速，无功而有害。轮胎没气了，加加气就对了。人体亦是如此，气不足就补气啊。我治疗此类情况多以补中益气汤化裁用之。效果非常理想。这也是我最近几年才感悟出来的，曾经写了一篇《补中益气汤治疗腰痛的启发》。脾主肌肉，腰部酸软也就是腰部肌肉力量不够，脾气不足，升举无力，故感疲乏。近几年我治疗这种情况从脾胃入手效果非常理想。

总之，作为临床医生，不要盲目依赖于仪器检查，有很多检查虽然有腰椎间盘突出，且临床症状非常符合腰椎间盘突出症的表现，但有时并非单纯的腰椎间盘突出那么简单。我的经验就是不论腰椎间盘突出或者增生与否，治疗中恢复脊柱的自身力学平衡才是关键。

落枕三针

落枕临床非常普遍，治疗方法很多，有推拿治疗的，有针灸治疗的。我平常亦是常常选用推拿治疗，大都一次推拿后即可痊愈。也有部分患者单纯推拿效果不佳，虽然症状缓解，但不能立即消失。这种情况我一般配合针灸治疗。基本一次而愈。今将我的针灸穴位分享给大家。我临床常用的穴位是项强（经外奇穴，位于第2、第3掌骨头后方凹陷处）、中渚、后溪。

关于落枕，针灸书籍介绍的针刺穴位很多，且介绍针刺某一个穴位来治疗的最多；而我临床运用发现有些落枕的患者针刺某些穴位有效，而有的患者针刺同样的穴位效果不是很理想，这是为什么呢？虽然都叫落枕，但其颈部疼痛的部位并不是固定的；有的患者疼痛表现在胸锁乳突肌的前沿，对于这类患者，针刺项强效果比较好，而选用其他两个穴位效果则不够突出。有的患者疼痛表现以胸锁乳突肌的后沿为主，这类患者首选中渚。而有的患者表现为斜方肌枕骨部位疼痛，这类患者取后溪则比较理想。临床中亦有这3个部位（斜方肌和胸锁乳突肌在枕骨的起始部位）均疼痛，而且这类患者相对较多，故而3个穴位常常一起运用。

此是我临床治疗落枕的经验穴。单纯针刺这3个穴位再要求患者活动颈部，多可一次而愈。颈椎病疼痛典型者，运用这3个穴位效果也非常理想。

腰腿挛急绝骨求

在腰腿痛的患者中，有一部分患者表现为腰部、下肢特别是小腿拘急性的疼痛。腰部常常保持一个姿势不能动，动则腰部剧痛，有的则表现为小腿拘挛性的剧痛。这种情况在腰腿痛的患者当中非常普遍，特别是急性期。这种情况在腰部治疗常常收不到明显的效果。早年治疗此类情况我只能输液对症抗炎治疗，那个时候的理论依据就是西医的腰椎间盘突出急性期神经根水肿比较严重。而且当时的总结是腰椎间盘突出的急性期不能刺激腰部，做腰部推按往往会适得其反，处理的办法只有一个，卧硬板床，输液对症治疗。相信现在还有很多医生也是这个观点。而我在临床中发现有一部分患者输液后腰腿的疼痛会缓解，也有一部分患者输液治疗四五天症状如故。这引起了我对此类疾病的思考。

我一直追求的目标是治疗疾病取法简单、快捷。当我寻求到拨筋这个快捷的方法后，在临证之余常常喜欢思考和查找资料。当我认识到中医经典的重要性后，我常常翻阅《黄帝内经》。而《黄帝内经》中我最喜欢看的就是和筋伤类疾病有关的篇章。在《刺腰痛篇》中提到"同阴之脉令人腰痛，痛如小锤居其中，怫然肿；刺同阴之脉，在外踝上绝骨之端，为三痏。"这种情况怎么治疗呢？取悬钟（也就是绝骨穴）。这是足少阳胆经的一个穴位，是足三阳经的大络穴，髓之会穴。在《灵枢·经筋》里面提到："足少阳之筋……其病小指（趾）次指（趾）支转筋，引膝外转筋，膝不可屈伸，腘筋急，引髀，后引尻……"这一段描述也是说足少阳胆经的筋经出现问题就会有下肢拘挛性的剧痛。转筋这两个字的描述非常到位，其形容就是疼痛相当剧烈。我又专门查找了关于绝骨穴的一些资料，发现古人早就在用这个穴位治疗腰腿痛了。如《标幽赋》提到"悬钟环跳，华佗刺足辟而立行。"《天星秘诀歌》提到"足缓难行先绝骨，次寻条口及冲阳。"还有很多地方都提到了绝骨穴，均载其对骨痛筋挛的治疗有很好的治疗效果。

在此后的治疗中，我亦常常寻按患者的绝骨穴部位，发现很多腰腿痛的患者这个部位都会有僵硬的情况，可以摸到条索状的硬性筋结，压痛非常明显。且在临床中验证了我的推断，很多腰部和下肢拘急性疼痛的患者，通过揉按弹拨这个部位的筋结后患者当即感觉疼痛明显缓解。试举例说明。

例1　2013年4月，患者赵某，男性，55岁，在搬抬重物时曾经扭伤腰部，当即腰部有轻微疼痛，未做任何治疗，次日晨即感腰部剧痛，不能翻身，疼痛向右下肢放射至外踝。不能自己直腰行走，由老婆搀扶而来，来的时候腰部被动后伸体位，一手自己扶在腰部，表情非常痛苦。自觉腰部有一根筋牵扯着少腹部，身体稍一抖动即感腰部拘急牵扯性的剧痛。腰部肌群板状强直，稍一揉按腰部患者即感腰腹剧痛。嘱患者平躺，仔细寻按足少阳经，发现悬钟部位明显僵硬，而且按压这个部位时患者感觉局部剧痛，在阳陵泉、风市穴处亦有疼痛点，但按压时疼痛没有悬钟部位典型。我给予适当放松足少阳胆经，重点是弹拨悬钟部位的筋结。治疗十几分钟请患者下地活动，下床非常轻松，感觉腰部疼痛大减，后来患者巩固治疗了2次。

例2　孟某，男性，66岁，今年4月诊治，在今年年初的时候突发腰部伴右下肢疼痛，腰部不敢活动，稍一活动即感腰部剧痛，并牵连至右侧整个下肢，曾经在某医院针灸治疗2个月，疼痛略有缓解，但效果不理想，经其朋友介绍来我处治疗。来诊时也是由人搀扶，身体向左侧倾斜，右下肢是拖着走的。腰部不能活动，右下肢亦不能受力。腰部稍微动作大点或者右下肢受力稍重即感腰部及右下肢（特别是小腿）拘急性的剧痛。患者诉这2个月来一直不能平躺，平躺即感剧痛，每天只能趴着睡觉，而且半夜常常被痛醒。其自带CT片示：腰第3、4及第4、5椎间盘突出。右侧臀部三点（跳跃点、秩边点、大转子点）及合阳、阳陵泉、承山、绝骨穴处均有明显压痛点。这位患者当时我发现最明显的痛点是双侧的痞根，两侧各有鸡蛋大小的筋结一个。治疗时我重点放在了痞根部位，治疗了半个月，患者病情有很大的改善，疼痛没有那么典型了，夜间也可以安然入睡了，可以侧卧，但是仍然不能平躺。腰部的肌群也松解了一些，痞根的筋结也小了不少，但患者仍然不能直腰，可以不用人搀扶走百十来米。不时仍然感觉腰部和右下肢胀痛。虽然有效果但我觉得不够理想。后来我改变了治疗方向，重点是弹拨阳陵泉至绝骨穴这一线，而且重点放在了绝骨部位。经治疗后，患者症状一天比一天明显好转。又治疗了十余天，患者腰腿部的疼痛基本消失，而且已经可以直立行走约2千米。腰部的整个肌群已完全松弛。脊柱的侧弯也明显改善。

例3　帅某，男，50岁，患者于去年12月突发腰部伴右下肢疼痛，以每日晨起时为甚，下地即感小腿转筋式的疼痛，腘窝至坐骨结节一线有牵扯感，每天下床必须活动2小时以上症状才会有所缓解。平躺后症状亦可缓解或消失。曾先后在成都几大骨科医院求治，效果不理想。因不宜手术治疗，患者于4月28日来我院治疗。来诊时患者腰部肌肉松弛，腰部无明显的压痛，在右侧秩边和环跳有轻微压痛，右侧合阳和悬钟局部肌肉轻微紧张，但没有触及明显的筋结。当时考虑到患者站立即感下肢胀痛，平躺症状不明显。说明是腰部肌肉力量不够的问题，治疗以内服中药补气健脾为主，配合针灸治疗。如此治疗了十余天效果不明显。5月7日下午患者来复诊时刚好病人不多，对这位患者的病情我也想好好揣摩一下，于是要患者平躺，我仔细检查了一下下肢的前侧，发现悬钟、丰隆、阳陵泉、风市和大腿根部、太阳、下关部位深压还是疼痛比较明显。于是我重点弹拨了这些部位，然后针刺。在治疗过程中我想到悬钟可以治疗小腿转筋，治疗时重点亦是取的悬钟。经这次治疗后患者下地活动即没有感觉到小腿转筋式的疼痛。次日晨起亦明显感觉轻松，治疗10来天，症状消失。

　　腰部急性拘急性的疼痛我会考虑取绝骨穴，我治疗急性疼痛取绝骨的案例很多。例2、例3的患者比较奇特，而且案例比较特殊，且在治疗过程中我亦曾经走错了方向，而取绝骨收到如此效果亦是我开始没有想到的。由此案例亦让我深深地感受到学医无止境，为医需要心细，对每一个患者均要认真检查，且患者的病情变化也常常会给我们很多的启发。

 阳气下达论

　　在思考拨筋原理的时候，我也在研习《伤寒论》和《内经》。中医内治与外治相通，外治经络内调脏腑这句话相信只要学习中医的朋友都知道，而他们的联系到底是什么？经络与脏腑之间到底有什么关系？这一直是我思考的问题。看了不少资料，内治者大谈脏腑的生克制化，外治则只讲经络，且讲经脉者居多，而络脉讲的并不多，谈论脏腑则少之又少。原因还是当今分科之弊。古之医家内治者不丢外治之法，外治者不忘内治之根。张仲景在《伤寒论》序言中亦强调为医者，需内知脏腑，外懂经络，而且要求医生能够汇通内外，内可处以汤药，外可针刺以调经络。内外兼治才是治疗疾病的完善之法，为医不可取偏以盖全。

在学习《伤寒论》之前，我临床均以外治为主，治疗无非推拿、针灸、外敷中药，偶尔也开点方子，都是一些书上看见的所谓经验方。但很多疾病治疗起来很棘手。近几年学习《伤寒论》，对伤科很多疾病配合内服中药，效果明显提高。作为临床医生，相信同仁们都有这个想法，如何才能提高临床疗效。当我在对症运用经方的时候，我也开始思考脏腑与经络的联系。《伤寒论》讲的到底是什么？内治与外治如何联系？其相关性到底是什么？这是我近几年来一直思考的问题。

《伤寒论》序中提到其理论源于《内经》《难经》等书籍，我基本翻阅了《内经》的所有条文，对其中的运气学说也研习了无数遍，通过运气来理解伤寒论的一些条文，我个人却越来越糊涂，遂放弃了对运气学说的研究。某日翻看郑钦安《医法圆通》一书，在其序中云"思之日久，偶悟得天地一阴阳耳，分之为亿万阴阳，合之为一阴阳。于是以病参究，一病有一病之虚实，一病有一病之阴阳，知此始明仲景六经还是一经，人身之五气还是一气，三焦还是一焦，万病总是在阴阳之中。"当时也看了黄元御的一些书籍，对一气周流也有一点了解。当我看了郑钦安这段话后，我突然有所感悟，人看病的层次不同，他们分析病情也就不一样，阴阳是站在二元化的层面看问题，三焦是在三元化的层面看问题，五行是在五元化的层面看问题。其看问题的层面不一样，理解则不一样，就好比小学生、初中生、高中生、大学生，他们站的高度不一样，看问题和分析问题的层次自然不一样，我为什么要把这些不一样的层次问题强行扭在一起来看，来思考呢？万病不离阴阳，看问题就要简单化，不要复杂化。《伤寒论》就是在阴阳层面上讲问题，在《伤寒论·伤寒例第三》中提到"冬时严寒，万类深藏，君子固密，则不伤于寒。触冒之者，乃名伤寒尔。其伤于四时之气，皆能为病，以伤寒最为毒者，以其最成杀厉之气也。"看条文里面掺杂了《素问·热论篇》的一些语言，感觉这伤寒论的《伤寒例第三》不是张仲景本人所写，但其中"君子固密，则不伤于寒"一句给了我一些启发，《伤寒论》讲的就是阳气虚衰的一个过程，虽然讲阳气，但阴气是伴随着阳气共同消长的，讲阳而隐阴，阴在其中也，所谓"孤阴不生，孤阳不长""阴阳离绝，精气乃绝"。故而感悟到脏腑与经络联系的就是一个精气，内调脏腑，调的是一个精气，外调经络调的也是一个精气，只是现在人们把经络中的"精气"改为"经气"二字，让不少人走入治疗的误区。精气分为阴阳二气，阴阳二气在表为营卫二气，在里则分为无数的阴阳二气，如肝阴肝阳、肾阴肾阳等。而统之者为一精气、二阴阳而已。万病不离阴阳，看问题就应该站在阴阳的位置来思考，而阴阳中阳有温煦、推动、固涩阴气的作用；且《内经》中说"阳生阴长，阳杀阴藏"，阴随阳气的消长而消长，也就是说阳是有主导作用的，故讲阳而隐阴。学《伤寒论》就要站在阴阳的层面看问题，特别应该站在阳的层面思考问题。万病亦是此理也。

中医有一句老话叫做"寒从脚下起，风从枕后入"，看了一些关于类似问题的解释，多以寒湿易伤于下肢来解释，其理论来源于《素问·太阴阳明论》"伤于风者，上先受之；伤于湿者，下先受之。"他们的解释都是重视标而没有讲本。这个本是什么呢？阳气，是由于阳气的虚损，不能正常下达以温煦之故。中医认为，头为诸阳之会，是元神之府，精明之府。也就是说头部是人体阳气聚集之处。五脏六腑的精气均上注于头部的眼窍。而人体的眼睛是什么部位呢？"五脏六腑之精气皆上注于目"，故而目也有命门之说，因为目也是人体阳气所发之处。在《灵枢·卫气行》中已经明确描述"平旦阴尽，阳气出于目，目张则气上于头"，当人从睡眠中醒来的时候，卫气就通过头部的手足三阳经向下输布于人体各处，然后再进入脏腑，再由脏腑输布于头部的眼睛部位，这就是精气（五脏六腑之精气）运行的一个路线，简而言之就是人体阳气循行的一个路线。这个循行路线隐隐约约地将《伤寒论》六经的循行亦包含于其中了。

在骨伤临床中经常会遇到手足麻木或者冷痛的患者，这类患者麻木冷痛多呈对称性，在上多手掌十指麻木，在下的亦是足掌十趾麻木，在上麻木过手腕的不多，而在下麻木过足踝至膝关节的则临床多见，此类患者中医多以风湿论之，此亦是讲标不讲本，我的理念亦是阳气不能下达之故。有一位患者曾某，74岁，男性。其今年5月底感觉双小腿至足踝麻木，曾经在青白江区医院住院输液治疗15天，麻木消失，继而变为双膝关节至整个足踝冷痛，夜间严重，必须用取暖器烤着才能入睡。患者深感其苦。该院医生说只能解决其麻木问题，要求他找中医治疗下肢发冷的问题（此冷实际是病情加重而不是减轻）。服了十多天的中药，病情没有丝毫改善。于7月15日来我处诊治。我断其为阳气不能下达温煦之故，治疗当引阳下达，通阳而开阴。温针双膝眼每日1次，双小腿外敷温经散寒的中药。内服取白通汤之意，重用附子、干姜，加白术、白芍、细辛、砂仁，强调熬药加入葱白约15g。患者当晚即感下肢冷痛明显缓解，无需取暖器烤足。第三日小腿已无冷痛的感觉，第五日双踝关节已无冷感，遗留双足轻微发凉，至7月29日来复诊时才完全消失。临床我治疗的类似案例很多，今日讲这个案例，亦是通过此案例的恢复情况来证实我的推断，阳气是由上下达的。临床我治疗双手麻木者是在腕关节温针后予外敷温经散寒的中药，治疗思路是寒湿痹阻于腕关节，导致阳气不能下达于腕部所致，效果亦是非常显著。

我在临床中发现很多腰骶部疼痛的患者，在胸腰部或者背部可以触摸到明显的压痛点，通过点按这些压痛点，腰部症状可立即缓解，此亦是上部痹阻，导致阳气不能下达，下部不通则痛之故。腿部的疼痛麻木在臀部多有压痛，其机制亦是如此。案不多举，明不明之份也。

 白 芍 解

在伤科疾病中，首要症状是疼痛，治疗疼痛运用最多的方剂是芍药甘草汤。张仲景《伤寒论》中的桂枝汤是大家公认的群方之首，而芍药甘草汤是组成桂枝汤的基础方之一。桂枝汤中有两个方子可以说是组成群方的基本方意，一是补阳的桂枝甘草汤，一是补阴的芍药甘草汤。任何方剂的配伍无非调阴阳而已。桂枝汤为群方之首也许就是因为其中蕴涵着调阴与调阳的关系吧！在此谈谈我对芍药甘草汤中芍药的看法。

白芍味苦酸，微寒。《伤寒论》与《金匮要略》中用芍药的方子共54个。其治疗的病症有血虚肝旺、头晕目眩、胁肋疼痛、四肢拘挛、腓肠肌痉挛、泻利腹痛、营卫不和、虚汗不止、月经不调等，从实际运用中看其功效为补血养血、和血养肝、增液润便、活血消癥、止血安胎、调和肝脾、柔肝止痛等。在学习《伤寒论》时，我一直思考如何将病情的描述简单化，而不要复杂化。因此考虑白芍的功效无非四个字"敛阳化阴"，一是收敛阳气的作用，二是化生阴液的作用。白芍色白，微寒，白为西方之色；微寒，凉也，西方之性；主收敛，收敛阳气。白芍味酸苦，《内经》上说辛甘化阳，酸苦化阴。酸苦之味是化生阴液的。

白芍的药用部位是根，而从白芍的生长周期来看，其每年3月萌发出土，4—6月为生长发育旺盛时期，花期5月，果期6—8月，8月中旬地上部分开始枯萎。可以看出，其根秉的是阳明之气，阳明的作用就是将阳气收敛入阴。因此白芍有收敛阳气的作用。

那么在桂枝汤中白芍的作用是什么？我认为就是敛阳化阴，桂枝汤的症状是汗出恶风，其病机是卫气虚不能固涩阴液，致使阴液外流。治疗当收敛阳气以加强固涩作用，还要补充丢失的阴液。白芍在此方的作用之一就是收敛阳气，其二就是化生阴液。芍药甘草汤，在《伤寒论》中是治疗脚挛急的，类似于现在的腓肠肌痉挛吧。运用芍药甘草汤的前提是"若厥愈，足温者"。四肢冷痛在腕关节和踝关节以内，不超过腕关节和踝关节的为逆。四肢冷痛达到或者超过肘关节和膝关节的为厥。厥说明阳气不能达到肘关节或者膝关节的远端。此处"厥愈、足温"说明阳气可以达到四肢的末端，这时候才能运用芍药甘草汤。脚挛急之挛，痉挛；急，拘急性的疼痛，说明局部痉挛性疼痛。引起疼痛的原因无非两条，一是寒，寒主收引之故。厥逆则阳气不达，不能温煦则寒聚。二是不荣。肌肉得不到阴液的滋养则拘急疼痛。"厥愈、足温"阳气达于肢端的问题已经得到解决，这时就用芍药、甘草将阳气引导到疼痛部位（此处就好比一块寒冰），白芍可以将阳气引导到这个部位将这"寒冰"融化成为正常的阴精，濡养局部的肌肉，肌肉得到正常的濡养则拘急性疼痛自然随之消失。治疗虚劳里急、腹部疼痛的小建中汤，就是桂枝汤加倍了白芍的剂量，又加了一味饴糖。那么加大白芍是什么意思呢？其疼痛的机制也是寒气聚集于腹部，致气血不能正常化生之故，用白芍亦是引阳入阴以化生正常的阴液。当归芍药散之白芍亦是化阴而生血。枳实芍药散之芍药亦是引阳入阴而化寒凝（瘀血亦是寒气之凝滞）。综合上述，我总结白芍的功效为"敛阳化阴"。

《伤寒论》21条提到，太阳病，下之后，脉促胸满者，桂枝去芍药汤主之。22条，若微恶寒者，桂枝去芍药加附子汤主之。综合这两条，胸阳不足者当谨慎使用白芍，因其味酸微寒之故。

颈部三角的临床运用

先从一个案例说起吧！今年5月的一位患者，女性，38岁，双上肢不能下垂超过5分钟，如果超过5分钟即感双手中指麻木，继而整个前臂麻胀，再进一步发展则至双上肢麻木。但双手上举几分钟后症状可消失。来诊时此症状已经持续3个月了，曾经治疗，病情没有丝毫改善。在此之前我虽然接触过类似患者，但如此典型的还是第一例。因其有一个典型的症状，麻木从中指开始，故我就有了一个大体的治疗理路。我治疗筋伤有一个习惯，也是我的一大特点，沿受力线寻找问题。我顺着患者中指沿上肢外侧的中线向上触摸，在上桡尺关节下沿（手三里）、三角肌的止点（臂臑）、肩峰中点（肩髃）部位均可摸到明显的筋结与压痛。肩胛骨内上角（肩外俞）和颈$_{3/4}$横突部位（天牖）压痛最为典型，特别是颈$_{3/4}$横突部位斜方肌的前沿、胸锁乳突肌的后沿有一个明显的筋结，压痛非常典型。我当时治疗就沿着这一线拨按，重点放在颈部的筋结。手法治疗后患者当即感觉颈肩部无比轻松。这时患者才进一步说近几个月颈肩部一直有僵硬的感觉。后复针刺了上述几个点，总共治疗了一周的时间，患者症状消失。

9月的一位患者也比较特殊，男性，2个月前左上臂用力提物后致左上肢下垂即感左肩井至肩髃部位疼痛，上举则疼痛减轻，患者亦是多处治疗无果。我当时取左颈2、3横突部位，胸2左侧棘旁，肩髃，左手三里，治疗后患者上臂下垂时的疼痛感立减。后治疗了五六次症状消失。

举这两个病例的目的是想说颈部三角的问题，肩峰中点（肩髃）部位是三角的顶角；肩胛骨内上角（肩外俞）和颈$_{3/4}$横突部位（天髃）是三角的两个底角。临床中很多颈肩部的问题通过弹拨这三个部位均可得到明显的改善。特别是颈部牵扯上肢外侧中线一线疼痛或者麻木的患者，这三个点的选择至关重要。

最后再谈谈我对颈$_2$、$_3$横突部位的特殊体会，在临床中我发现对这个部位拨按可以缓解三角肌的痉挛，肩关节上举受限者大多在这个部位都会有压痛与筋结，通过点按弹拨这个部位，患者肩关节的疼痛多可立即减轻，上举时的症状亦可立即改善，效果非常明显。就前天的一位患者来说吧，他右肩疼痛不能上举已经半个月，被动活动上肢到平肩部位即感肩部剧痛，三角肌僵硬明显。当时我重点是从颈椎第3横突处向下弹拨，再放松一下肩井，患者右上肢当即可上举，被动活动可以达到正常体位。三角肌的僵硬感也明显消失。复诊时上肢活动比较正常。另一位患者我也是如法炮制，没有揉按肩部，当即肩关节的活动度明显增加。

腰股三角的临床运用

腰股三角是什么呢？其底角是腰$_1$和腰$_5$的横突部位，也是腰大肌在腰部的附着部位；其顶角在腹股沟外侧，相当于缝匠肌在腹股沟的位置。

说是一个三角，其实就是三个点，这三个点可以治疗髂腰肌的疼痛、腰部前屈体位疼痛、腰痛伴下肢前侧疼痛，当然还有一些腰痛也可以选择这三个点，个人体会这三种情况选择这三个点均可以收到非常明显的效果。

还是从案例来讲解吧！

今年8月，一位女性患者左下腹疼痛，用力后疼痛加重，休息后减轻，至今已经2年，曾多处医治一直没有效果。多次B超检查也未发现异常。我检查后认为是髂腰肌的损伤所致，治疗重点选择腰₁横突和腹股沟的外侧沿进行拨按，治疗1周，患者的症状全部消失。经随访未再疼痛过。

今年9月一位女性患者，双大腿前正中线牵扯疼痛2个月，通过受力力线的分析，我重点选择了双侧腰₁至腰₅横突一线进行拨按，还有就是对腹股沟外沿的缝匠肌处进行拨按，亦是治疗了1周，症状消失。

9月一个患者，彭某，男，48岁。9月29日初诊，腰部直立平卧不痛，下蹲起立时及弯腰干活即感腰部牵扯性剧痛，2个月。常规在腰部推拿针灸治疗7天，患者腰痛略减，效果很不理想。考虑弯腰体位髂腰肌最紧张，取双侧腰₁至腰₅横突一线和腹股沟中外1/3处拨按，患者下地活动即感疼痛大减。又调治4次而愈。当时由于我固定思维的缘故，想到弯腰用力疼痛多是由于肌肉力量不够，但通过后来治疗反思，还是一个腰大肌僵硬收缩之故，由此改变治疗方向而取效。

运用腹股沟这个点时，其腹股沟外侧均可触摸到一条比较僵硬的筋，呈细条状。

 合阳与悬钟的临床运用

今年在温习小腿肌筋膜室间隔综合征和疲劳性骨折时忽然有一个感想。筋膜间隔综合征由于间隔内压力增大，压迫血管神经会出现小腿麻木和发冷的情况。而疲劳性骨折中腓骨下1/3处亦是一个好发点。结合自己登山的一些感想，平时活动不多，偶然去爬山，一走就是三四个小时，最先感受到的就是腓骨下1/3处和腘窝下缘的合阳部位酸胀，继而整个小腿酸胀，而腓骨下1/3处酸胀的部位刚好是悬钟穴的部位。由此联想到悬钟与合阳有一根筋（这两个部位是一条受力力线）是紧密联系的，如果这根筋紧张则小腿的压力必然加大，进而导致气血运行受阻而出现小腿乃至足部的酸胀和麻木。那么小腿和足部麻木酸胀的情况是否在松解这两个部位后会得到缓解和消失呢？带着这个思考我进行了大量的临床验证，这个思考是相对正确的。小腿和足部的酸胀麻木通过弹拨或者针刺这两个部位，绝大部分患者症状会不同程度减轻或者消失。

选择几个比较典型的案例说明如下。

例1 刘某，女，26岁，舞蹈老师。因为长期进行舞蹈排练与教学，右腘窝下缘合阳部位疼痛3个月，用力活动后加重，休息后缓解，曾多处医治无果。来我处医治。对于该患者我选择了对悬钟与合阳部位进行弹拨，两个部位都比较僵硬，我弹拨后患者当即下地就感到症状明显减轻，后又在这两个部位外敷了软坚散结的解痉散，治疗5次，症状全部消失，至今没见反复。

例2 张某，男，76岁，双足麻木2个月，患者的麻木就好像足部多穿了几双袜子，两足又麻又胀。于9月来我处治疗。CT检查示腰$_{4/5}$、腰$_5$骶$_1$椎间盘突出。治疗给予推拿腰部，重点弹拨合阳与悬钟，并针刺腰部和这两个穴位，强刺激，然后双小腿配合外敷温经散寒的中药。治疗7天，症状完全消失。在此之前，双足麻木的患者我从来没有收到过这么快的效果。我治疗疼痛效果比较快，对于麻木，特别是老年患者的麻木，效果相对比较慢，至少半个月以上（忽然出现麻木的情况除外）。

例3 陈某，女，38岁，其双足解溪至悬钟一线胀痛3个月，站立或者行走时间稍长则加重，曾治疗，均未收到效果，经人介绍来我处治疗。患者工作性质需要长时间站立，悬钟与合阳部位必定长时间收到牵拉，其症状表现虽然在小腿的前下段，但受力的力线是改变不了的。我治疗时给予拨胫腓骨之间的肌群，重点还是合阳与悬钟，然后针刺这两个部位，治疗6次，症状全部消失。

临床运用这两个部位的案例很多，此处仅简单介绍一下我的一些理路，更希望同仁在运用后能够真实反馈信息。我们大家在互动中共同提高，可以为更多的患者解除疾苦。

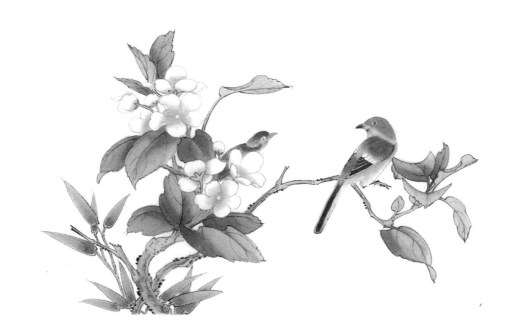

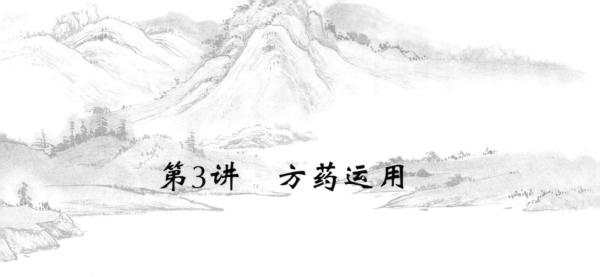

第3讲 方药运用

传统伤科虽然重视手法，但仍离不开药物的内服、外敷，特别是外敷药的运用。本讲有来自师传之方，亦有笔者自己临床多年总结并运用的方药。授人玫瑰，手有余香，不藏私也。

 我的一个外敷方——通络消肿散

中医骨伤治疗是以手法和外敷药为主，各门各派历来都是自己组方配药。我前后拜师13位，都是以骨伤为主，成都的四大流派都有涉猎。各派有各派的特长，但也有不足之处。临床日久常常会有不如意之感，故而自己组方配药。我临床的外敷方都是自己配的，渐渐也略有体会，取效于临床。

在论坛虽然时间不长，但见坛里在骨伤方面大都以内服方为主，外敷方很少有人论及。外敷方历来都是各派秘传，不向外人道哉，故很少能见。本人才疏学浅，今将自己临床用于消肿的一首外敷方道出，望同仁参考指正。

> **通络消肿散**
>
> | 当归尾250g | 赤　芍250g | 槟　榔250g | 生地黄250g |
> |---|---|---|---|
> | 骨碎补200g | 桃　仁50g | 红　花100g | 生乳香100g |

生没药 100g	土鳖虫 100g	地　龙 100g	姜　黄 100g
枳　壳 100g	香　附 100g	生甘遂 250g	阿　魏 250g
雄　黄 150g	白芥子 50g		

我配此方时的构想依据：人生之中，气血最贵，气者阳也，血者阴也，气伤痛，形伤肿，此阴阳伤也。气须流行，血要温通，气滞则胀，血滞则瘀，此瘀血之由因也。气血遇寒则滞，血遇温则行，故瘀肿之疾，药亦温通，此用药之大法也。世间之疾，湿最难医，迁延绵长，黏滞之故也。辛具开泄，又具发散，此治湿用辛之因也。久病之疾，夹气血痰湿之瘀，故用药以辛温为大法，兼以行气、活血、化痰、祛湿之剂，佐以虫蚁通络搜滞之品。此立方之大义也。

主治：关节的滑囊炎、痛风、新旧伤软组织肿胀者均可运用。

用法：上药打成极细粉末，混匀，临证时取适量用蜂蜜调敷患处。

此方是我前几年自己组方，当时发现膝关节的滑囊炎治疗反复无常，时好时发，颇觉头痛。思之良久，觉得滑囊炎还是以湿邪为主，兼夹气虚、血瘀、痰凝，故配此方。后临床发现此方不论对于新旧伤之肿胀效果均佳。临床我曾经用此方外敷治疗骨折2年后遗关节肿胀不消者，1个月痊愈。治愈关节肿痛者不知其数。（此方我在华夏中医论坛公布后网络中曾经广泛转载）

 南宫门秘传方

南宫门是民间一秘传伤科门派，一直是口传心授独门秘法。以"清、浊、础、地、无"五字为立门之基，又叫五字南宫。我曾有幸师从南宫门第八代传人陈有权，向其学习伤科点穴疗疾，受益匪浅。

南宫门融儒、佛、道、医为一体，用药独特。2000年时我与陈有权老师巧遇，并赐我一方。我用此方外敷治疗颈肩腰腿痛收效甚佳，后跟师入得南宫之门，始窥其门之妙。

今本着学习与交流的态度，希望中医能有更大的发展，愿为中医事业微尽绵薄之力。今将当日师傅给我之方在此公布，希望能有更多的同仁用此方解决患者的病痛，也就功德无量了。

搜风散寒定痛散

搜山虎 20g	红孩儿 10g	七星剑 10g	翻天印 10g
见血清 10g	九牛造 20g	八爪金龙 20g	仙桃草 10g
闹羊花 10g	铁牛皮 3g		

共打细粉，用时取适量，蜂蜜调敷患处。

此方早期我曾经常用，对瘀血气滞所致的疼痛效果非常明显，而我在运用过程中发现此方对于损伤所致的血肿，效果亦是非常明显，因都是草药，有很多药不是很好找，慢慢的原方我也就没有怎么运用了。但在我后来外敷药的一些配方中还是选用其中一些药来配伍，今保留当初发在华夏中医论坛的原方。

我的常用外敷方

温经通络散

北细辛 100g	石菖蒲 100g	苍　术 100g	生川乌 50g
生草乌 50g	生乳香 50g	生没药 50g	

主治：寒湿引起的疼痛。

用法：打细粉用蜂蜜调敷。（我临床使用时将蜂蜜熬制后将药调成软膏状外敷）

五厘拔寒散

麻　黄 50g　　桂　枝 50g　　生川乌 50g　　生雪上一支蒿 50g

生草乌 50g　　白　芷 50g　　威灵仙 100g　　穿山甲珠（代）20g

主治：寒性疼痛，比较严重者。

用法：同上方。（穿山甲珠现在我不用了，白芷加倍，效果还比较理想）

桃花散

桃　仁 100g　　红　花 100g　　土鳖虫 50g　　枳　壳 100g

主治：外伤瘀血肿痛。

用法：打细粉，用时调敷。

外敷的治疗与内服的道理是一样的，临床必须辨证用药，对症方可有良效。

 我的一个风湿方——白花丹

论坛常常有一些咨询风湿骨病方面的帖子，这一类疾病临床多属于慢性病，病情相对比较复杂，因为大多咨询者对医学术语都不是很明白，而且咨询的患者大多缺乏舌象与脉象，内服中药不是很实际。作为临床医生，我喜欢接触那些实实在在的病人，面对很多咨询者那种迫切的心情，有时感觉真的很无奈。有很大一部分咨询者的情况我觉得都是很好解决的，而解决方法又非三言二语说得清楚，真的感觉很无奈。作为论坛的一员，我希望论坛越办越好，那么咨询的患者抱着希望而来，就应该尽量得到解决的方法。为了今后类似的病人不再一一作答，在此我发表一个我自己临床多年治疗此病的经验方——百花丹，效果还是比较理想。

百花丹

白花蛇4～10条	人　参50g	天　麻100g	黄　芪100g
乌梢蛇30g	穿山甲珠15g	制川乌15g	制草乌15g
独　活15g	羌　活15g	苍　术20g	白术各20g
桑寄生30g	秦　艽20g	杜　仲30g	淫羊藿20g
金刚藤20g	转地风20g	寻骨风20g	当　归20g
赤　芍20g	木　瓜30g	细　辛10g	桂　枝20g
茯　苓50g	鸡血藤30g	红　花10g	

打细粉，每日3次，每次3g。最好用生姜熬水冲服。一剂可以内服1～2个月。

我对于此类疾病的认识是体虚夹瘀——治疗以补气活血兼以祛风除湿通络为主要方向。

四川枝华骨病骨伤中医药研究所外敷方

四川枝华骨病骨伤中医药研究所是骨科界的一枝奇葩，属于传统中医骨科门派，至今仍然采用纯中医方法治疗骨伤疾病。我1996年至2002年在该院工作和学习，跟随所长李枝华之大弟子张绍云师父学习"一指禅内劲点穴推运手法"治疗骨伤疾病。并得到所长之亲传。

前几天有坛友在论坛发帖说是三天可以治疗骨折，在论坛引起轰动，也有不少坛友出于好奇，问我骨折三天可不可以愈合。我的回答："骨折三天愈合，未之闻也。"在此借用四川枝华骨研所的三个外敷方对骨折的三期治疗用药加以说明之。

传统伤科骨折治疗分为三期。早期（伤后1～2周）治疗原则：活血散瘀、消肿止痛为主。中期：（伤后3～6周）接骨续筋为主。后期：（伤后7周以后）温经通络为主。临床不论外敷、内服，均不出此三大法则。

以下是骨折的三期外敷药，此三方摘自骨研所所长李枝华写的《仁术堂医话》。

新伤外敷药（骨研所1号方）

当 归 500g	红 花 500g	大 黄 200g	土鳖虫 100g
乳 香 500g	没 药 500g	刘寄奴 1000g	茜 草 1000g
姜 黄 1000g	赤 芍 500g	延胡索 500g	蒲公英 2000g
黄 柏 1000g	黄 芩 1000g	透骨消 1000g	牛 膝 1000g

方解：新伤骨折，气血凝滞，阻塞经络，肿胀疼痛，血瘀则生热，故局部除功能障碍、剧烈疼痛外，并伴有发热，所以治宜活血化瘀、消肿止痛，并辅以寒凉之品局部用药，消肿快，减轻疼痛快，对骨折愈合有促进作用。

强筋健骨外敷散（骨研所2号方）

续 断 8000g	骨碎补 1500g	土鳖虫 1000g	刺五加 6000g
当 归 3000g	赤 芍 500g	乳 香 500g	没 药 500g
地 龙 3000g	木 瓜 4000g	白 及 4000g	五倍子 7500g

方解：骨折经初期治疗，骨已连，筋已续，但骨尚未坚，筋尚未壮，所以中期以健骨强筋为主，兼以活血止痛。

陈伤外敷散（骨研所陈伤方）

生川乌 3000g   生草乌 3000g   肉 桂 2000g   细 辛 2500g

川 芎 5000g   赤 芍 3000g   刘寄奴 2000g   炮 姜 2000g

艾 叶 2000g   千年健 500g   白 芷 2000g   石菖蒲 2000g

透骨消 2000g

方解：人体受伤后，脉道、经络、肌肉筋膜、筋腱受损，使气血运行不畅，产生肿胀，活动不利。治疗不及时或不当，则瘀血凝滞，客于经络，演变为劳损痼疾，迁延不愈。又因人体与自然相应，故气候变化或阴雨潮湿，则劳损部位气血不畅，以致发生疼痛，酸胀难忍，苦不堪言。此时的治疗，宜温经通络、驱寒除湿、活血散瘀。

上三方为骨折治疗三期常用方，效果奇特。用法均是打细粉。炼蜜调敷。内服药临床用的比较灵活，在此我就不再多述。

五虎定痛散

在骨伤科外用方中，各门各派都有其独特用药。而大多数外用药的配方，都含有生川乌、生草乌等剧毒药物。常用的外用配方有四生散，此散加活血散瘀、凉血止血药外敷治疗新伤瘀肿；加温经散寒之药治疗陈旧性损伤或风湿痹痛。常用的外用药酒都是在此基础上加药味而成，均取其止痛之功也。

四生散

生川乌、生草乌、生天南星、生半夏各等份，打极细粉末。

我临床在此方的基础上加入一味雪上一支蒿，定其名为五虎定痛散，其止痛效果更著。

> **五虎定痛散**
> 生川乌、生草乌、生天南星、生半夏、生雪上一支蒿各等份。

上两方均可单独外敷，止痛效果均佳。不过用量不宜太大，容易皮肤过敏。也可泡酒外擦，忌内服。雪上一枝蒿，民间又称其为磨三转，言其在土碗内加酒磨三转，其酒可以内服，超过三转内服就会要命。该药对于跌仆肿痛、风湿红肿，特别是各种内外伤疼痛，内服、外擦具有立竿见影的奇特疗效，但毒性很大，用之得当治病，用之失当致命，民间因误服或服用过量而导致中毒死亡的现象时有发生。

我的一个外敷方——五黄散

在伤科临床中，常常遇见骨折或软组织损伤严重的病人，其损伤局部红肿发热，此类情况很多医生喜欢用抗生素来治疗。而我临床发现这种情况用抗生素基本没有明显的效果，用七叶皂苷钠静脉滴注有一定的作用，但效果均没有用中药外敷或是内服来得快，对于外伤所致的瘀血，中医有其独特的优势。

近日有几位网友与我论及此类情况，其中有说骨折因此类情况而肿胀经久不消的，其原因就是早期的处理不及时的原因。在伤科有句话叫做"骨不接，肿不消"，骨折没有很好复位，则其肿胀不易消退；而有的医家又说"肿不消，骨不长"，肿胀消退慢的病人，临床中发现其骨折愈合亦慢。故而伤科强调，对于外伤性疾病，散瘀消肿为治疗之首务。

在此谈谈我在临床对于此类由于外伤后引起的组织红肿热痛的常用外敷方——五黄散。

五黄散

黄　连200g　　黄　柏200g　　黄　芩200g　　生大黄200g

雄　黄200g　　冰　片30g　　薄荷脑15g

功效：镇痛消炎。

主治：新伤红肿热痛，亦可用于疮痈所致的红肿疼痛。

用法：打细粉，用蜂蜜调敷患处。

加减：在外伤初期，其损伤均为气血，有偏于气肿的，有偏于血肿的，有气血肿者。对于不同的肿胀，可以临床随证加药。偏于气肿者加枳壳、薤白；偏于血肿者加三七；气血肿者，加土鳖虫、枳壳、桃仁、红花。

以上只是我临床中的一点浅见，欢迎同仁探讨交流。

麝香舒活灵的制作

麝香舒活灵是伤科临床的常用药，今给大家介绍一下它的制作方法，这方法是我的一位老师传给我的。

麝香舒活灵

麝　香1g　　樟　脑15g　　薄荷脑18g　　冰　片10g

三　七10g　　血　竭30g　　生地黄100g　　红　花30g

制作：①75％的乙醇250ml，溶化樟脑、薄荷脑、冰片、麝香。②三七、血竭、红花用白酒500ml浸泡，其浸泡的颜色是红色的。

③生地黄用白酒500ml浸泡，其浸泡的颜色是黑色的。④浸泡1周后自己调制，将以上3种药液按自己的需求可以调制成不同的色泽。一般是红棕色的。

功效：活血化瘀，消肿止痛，舒筋活络。

主治：各种闭合性新旧软组织损伤和肌肉疲劳酸痛。

用法用量：外用，每次适量，涂搽患处并按摩，每日1～2次。

禁忌：不可内服，切忌接触溃疡和外伤创面。

方解：本方由8味药组成。用于运动损伤，急、慢性软组织损伤；骨折肿痛及脱位愈合后的关节肿痛，风湿痛。方中麝香辛散温通，气香走窜，善于活血散瘀，消肿散结止痛，为方中之主药。辅以三七、血竭、红花活血散瘀，消肿定痛；樟脑温散止痛；冰片、薄荷脑清热消肿止痛。佐以生地黄清热凉血消肿。诸药合用，共奏活血散瘀、消肿止痛之功。

 腰椎间盘突出特效方（全蝎乌梅红花汤）

经常有网友电话或者在网上问我有没有治疗腰椎间盘突出症的特效药，我都回答没有什么特效的方子。因为不管是外敷或者内服，临床都要辨证论治的，我的标题为什么用腰椎间盘突出特效方呢？主要是这个方子在我临床验证中效果的确不错，这是我近一年来运用最多的方子，其对于腰椎间盘突出的急性发作效果相当明显，可以说是内服1剂就可以明显见到效果。临床用此方治疗了100多例腰椎间盘突出急性发作的病人，都取得了满意的效果，故在此分享给大家。

全蝎乌梅红花汤

全 蝎 30g	乌 梅 30g	红 花 6g	威灵仙 15g
生乳香 10g	党 参 15g	白 芍 30g	白 术 15g

木　瓜 30g　　防　风 12g　　　细　辛 6g　　　白　芷 15g

炙甘草 15g　　大力草 15g

每日1剂，每日3次。

此方是我自己近一年研制的一个内服方，其方义的启发来源于我们论坛郭永来老师的《坐骨神经痛证治一得》和王幸福老师《全蝎用于缠腰火丹止痛》两篇文章所讲关于全蝎的运用，知道了全蝎对于神经性疼痛有相当独特的疗效，再结合自己这十多年的临床体会，通过近两年对100多例腰椎间盘突出的病人内服中药的运用，逐渐筛选提炼了这个方子。

在此举两个案例。

例1　刘某，男，54岁，2012年10月4日来我院求治，当时腰部伴右下肢疼痛半个月，我予推拿、针灸、外敷中药治疗3天后疼痛大减，10月7日我没有上班。他听同事介绍行保健推拿一次，结果当晚腰和右下肢串痛，状如针刺，通夜不能入睡。10月8日，自己不能站立行走，由朋友背来我院，查整个腰部肌群僵硬如板状，舌苔厚腻，脉弦而紧，欲针灸和外敷中药，处上方原方。10月9日自己走来，诉疼痛已经减去大半，说当天回家熬药内服2小时后即感腰部有一股热流传到右小腿，当即感觉疼痛减轻。后又内服此方3剂，右腿部疼痛消失，腰部略有胀痛，予对症巩固治疗1周痊愈。

例2　李某，男，42岁，腰痛伴右下肢疼痛4天，右侧环跳部位剧痛，右小腿外侧至小趾麻木，夜间疼痛更甚，3天没怎么睡觉了，入睡即被痛醒。其2009年曾经患过腰椎间盘突出，旧病复发。行中药和针灸治疗3天，效果一直不是很明显。电话中听了他的症状后，我说我给你开个方子试试吧！也是上面的原方。第二天电话问他，说疼痛减轻了一些，昨天夜里还是被痛醒了，并说原方就差乌梅一味。我告知必须要乌梅，并说乌梅是一味主药，不能少。于是配用乌梅，按原方配药内服。

11月22日一早即来电话，说疼痛已经明显减轻了。11月25日来电，说已经不怎么疼痛了，但右小腿外侧还有一点麻木，问还需不需要吃药，我又处黄芪桂枝五物汤加了几味药，吃完3服就完全没事了。

注：乌梅属酸涩收敛药，多用于久咳、久泻、久利者，在骨科临床很多医生都不用，我用此药源于20世纪70年代的一本武林杂志，记录了一个伤科药方，其配伍是制川乌、制草乌各50g，天麻100g，威灵仙50g，乌梅100g，泡酒8斤。每次内服5钱至一两，每日2次。主治风湿劳损。从医后，我用原方配酒治疗了几个患者，反映说效果很不错。后来一段时间这个方子曾经是我给患者开方的一个基础方，常常在原方比例减轻药量的基础上化裁，效果也还比较理想。此方主要用于风湿和陈旧性损伤，效果不错。全蝎乌梅红花汤用乌梅的理路亦是来源于此。我在临床发现乌梅对于止痛效果不错。在临床中，治疗风湿疼痛的药大多伤胃，故而我加了党参、白术。寒主收引，疼痛多与寒有关，而且多是陈寒，风性主动，此病多疼痛部位不固定，故用了细辛、白芷、防风。红花少量可以养血。乳香、大力草以散瘀。木瓜、白芍配甘草以缓急。

此方的理路来源于论坛，在此我也将其分享给论坛的网友们，希望今后运用过此方的人能够及时回帖，反馈用方后的反应或者不适，以期进一步完善改进。

我的外敷药制剂方法

骨伤临床外敷制剂多种多样，有用开水调药的，有用酒调的，也有用醋或鸡蛋清调敷的。还有很多种方法。大部分敷药方法药物保存时间短，药物敷上后很快就干了，还容易流出体外。我临床以蜂蜜熬制后再调药，其药敷于人体可以1周不干，药性持续时间长，不刺激皮肤。我对此方法做一简单介绍。

1．中药打细粉。

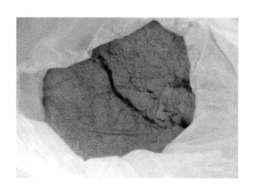

2．炼蜜。将蜂蜜熬至100℃，熬蜂蜜时注意火不宜太大，蜂蜜加热后会起泡。火过大，蜂蜜会溢出锅外。

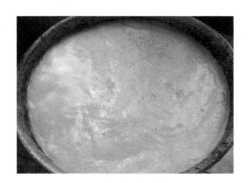

3．加入凡士林，并用炼制后的蜂蜜将其融化。

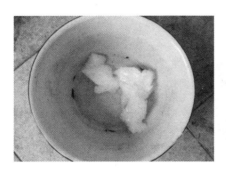 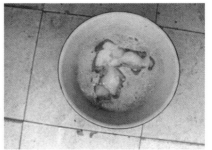

4．调药。

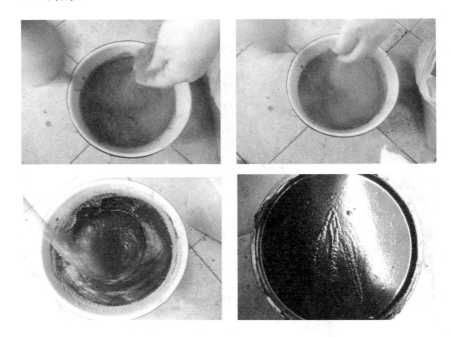

5．我的敷药片（自己用牛角打磨成的），柔软而有弹性。

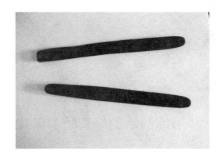

6．我的敷药方式。

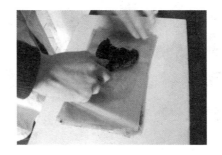

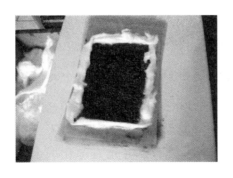
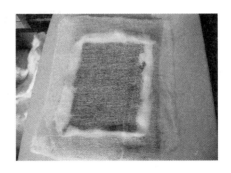

治疗疱疹特效药

疱疹，特别是带状疱疹，临床多见，但很多医生感觉束手。我临床治愈100多例，疗效显著，收效迅捷。治疗此病只用一味中药而已。

处方：密陀僧磨成极细粉末，临证用香油调敷患处。也可加少许冰片。

来源：2002—2004年我在老家万州开骨科诊所，2004年6月万州小儿疱疹流行。我儿子也身患此疾，全身、头面部数十个疱疹，水疱破裂出黄水，奇痒。我用多种方法治疗无果。十天后到万州卫校附属医院皮肤科诊治（当地皮肤科最好的一家），用该院自制药4天仍无明显效果。时我父一朋友见我儿子病情，说其有一药，治疗此病有特效。后拿药来，我一见是密陀僧也。此药我常常熬黑膏药用之，不过不知可疗此疾。

我遂将此药用香油在土碗里磨匀调敷，2小时后即见疱疹萎缩，日搽五六次，3天即痊愈。我得此方后多处查找密陀僧的功效主治，很多方书均未提及，后来在一本20世纪50年代的军医教材《中医学》的中草药篇节中始见"密陀僧治疗天疱疮有特效"一语。当年我用此药治疗好了30多位患疱疹的小孩，均3～5天痊愈，始知此方之神效。

同年10月，我爱人突患带状疱疹，其痛难忍。我在此方基础上加了少许冰片外搽。吃了些抗病毒的西药，3天痊愈。此时才知道此药也可以治疗带状疱疹。以后几年我用此药治疗了几十例带状疱疹，均很快痊愈。不过严重者我还是加了抗病毒药物，毕竟我不是主攻这项。但密陀僧治疗疱疹的功效是显著的，毋庸置疑。我也曾经用此药粉加在硫黄软膏中，加少许冰片、薄荷脑治疗湿疹，也收显效。

我主攻的是骨科，接触疱疹并不是很多，今将此方道出，只希望同仁以解除患者疾苦为己任，无私也。

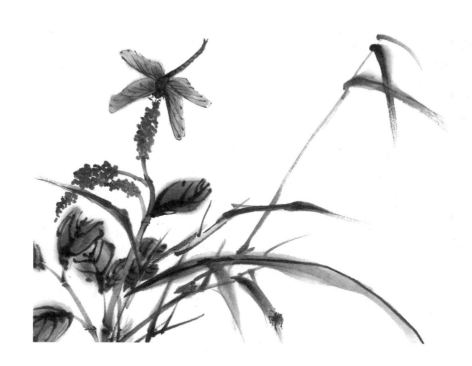

第4讲　医案实录

医案是医生治疗疾病的真实记录，从中可以窥探疾病诊治的规律和笔者的学术渊源。

 腹 痛 案

朱某，女，36岁，前天吃烧烤后，昨日晨起即感胃脘部疼痛如绞，并腹泻。在我院内科输液治疗，今腹泻止而胃部疼痛未见减轻。来诊时面色苍白，弯着腰一手捂着胃部，表情非常痛苦，叫其俯卧在检查床上，一摸，双骶脊肌肝俞至胃俞各有一条细长的筋紧绷着，于是用手法慢慢将这两根筋揉松，复按双足三里，一按其即感疼痛，予以点揉。整个时间也就5分钟，其起床即感胃部已无疼痛，面色也红润光泽了，行走也自如了。再在其神厥穴外贴丁桂散以巩固疗效。

中医处理急症的方法是值得推荐的。腹部急性疼痛，只要不是器质性的问题多可很快解决。均在腰背部寻找疼痛点，细心时多可摸及一根细长而紧绷的筋，弹拨这条筋就可以了。今年四月的一天，我儿子肚子疼痛，来医院时双手捂住肚子，哇哇直叫，面色发青。我检查了一下腹部，排除阑尾的问题，知其是吃东西吃坏了肚子，按腰部第3横突，双侧明显压痛，予以点按约1分钟，腹痛立止，想解大便，便后一切正常。予庆大霉素一支口服，神厥穴外贴丁桂散以巩固疗效。

　　我院曾有几位女同事经期腹痛，我亦是点按腰3横突处的疼痛点而解决。

　　通过这些案例后，我一直思考为什么腰背部的腧穴可以治疗胸腹部的问题。在《素问·举痛论篇》已经明言"寒气客于脉外，则脉寒，脉寒则缩蜷，缩蜷则脉细急，则外引小络，故卒然而痛。得炅则痛立止，因重中于寒，则痛久矣。""寒气客于小肠膜原之间，络血之中，血泣不得注入大经，血气稽留不得行，故宿昔而成积矣。"说的就是寒气牵引络脉引起络脉细急而疼痛的。《内经》明言"支而横者为络脉"也就是说在人体体腔内部有无数的络脉纵横交错，而且各个脏器亦是靠络脉将其附着在前腹后背和两胁的。脏腑在后部的附着部位大都在其腧穴的位置，前面多在其暮穴的位置。临床中，前胸疼痛在其后背对应的位置多可摸到压痛点，点按这些压痛点，前胸的疼痛很快解决，我想就是这个络脉的作用吧！法虽简单，而效立显的方法是值得推荐推广的，故录之。

 ## 颈源性耳鸣案

　　任某，女，59岁。2013年9月30日初诊。患者于2个月前被大雨淋湿衣服后感冒，突发耳鸣。曾多处医治无果，后在成都陆军总医院CT检查颈$_{3/4}$、颈$_{4/5}$椎间盘突出。其弟妹（我院职工）叫其来我处治疗。刻诊时身面水肿，自觉全身紧绷如胶带缠身，颈项僵急，面红，自觉面部一阵一阵的烘热。耳如蝉鸣，自感双耳闭塞，说话有鼻音。舌质紫暗，苔薄白腻，脉沉而紧。从症状来看，是典型的太少两感。予针刺双风池上、听宫。

处方：附子（先煎）60g　麻　黄15g　细　辛6g　干　姜20g
　　　桂　枝20g　　　　炙甘草15g　穿山甲珠6g　三　七20g
　　　砂　仁15g　　　　生　姜50g

3剂，每日1剂，分3次服用。嘱每日来针灸治疗。

10月1日上午，患者来针灸时，一直用大拇指夸我，说昨天内服中药后出了一身大汗，夜间解了5次小便，今晨起即感全身轻松，耳鸣明显减轻。

10月3日，患者已没有明显耳鸣，自觉耳部有轻微堵塞感，说话已明显没有鼻音了，全身无虚浮，舌质略淡，苔微腻，脉象明显和缓。

处方：附子（先煎）60g　麻　黄10g　细　辛6g　干　姜20g
　　　白　芍30g　　　　桂　枝20g　炙甘草20g　砂　仁15g
　　　大　枣6枚

3剂。针灸同前。

10月7日，患者诸证消失。

此案只用了一周的时间，这是我始料未及的，当时我保守估计至少要1个月的时间。此案的治疗更加让我感到经方的魅力，亦鼓励我向经典进一步迈进。故录于此。

 荨麻疹案

曾某，女，42岁。2个月前无明显原因出现全身淡红色斑疹，奇痒难忍。在成都皮炎所诊断为荨麻疹，予内服西药2个月，全身斑疹消失，皮肤瘙痒也有所减轻。9月2日朋友遇见我时提及此事，说其现在休息微痒，稍微活动即感全身发痒，用手搔抓则局部皮肤立即出现线状风团。这个情况用中药效果很好。9月3日初诊，其舌质淡，苔薄白，脉浮缓。此乃气血两虚、营卫不和之故，治疗当养血疏风、调和营卫。

> 处方：桂　枝 20g　　白　芍 12g　　麻　黄 12g　　杏　仁 20g
> 　　　　炙甘草 12g　　生黄芪 30g　　红　花 6g　　防　风 15g
> 　　　　大　枣 4枚　　生姜一小块（约 12g）

3剂，每日1剂，分3次服用。服药期间忌食辛辣厚味。9月6日复诊，活动身微痒，皮肤已不起风团划痕。原方3剂。今日电话告知其皮肤已无瘙痒。

按：此案我用的是麻黄桂枝各半汤加了生黄芪、红花、防风3味。自从学习《伤寒论》后，遇到皮肤瘙痒时我大都用这个方子化裁，效果都非常不错。我对此案皮肤瘙痒的理解是寒湿之邪郁于皮肤与肌腠之间，外不能发，内不能深入而为痒。治疗当以驱湿邪外出为首务，乃治本之法。

方解：桂枝辛温，能温阳化气。生姜辛散，能宣一切凝滞。桂枝与生姜同气相应，合甘草之甘，辛甘化阳，能调周身之阳气。白芍苦平，大枣甘平，苦甘化阴而调周身之阴液。通过临床运用我认为白芍有引阳入阴的作用，对于阴寒积聚（也就是阳气被阴气凝聚了）有良好的效果，如芍药甘草汤治疗肌肉痉挛也是这个意思。人体之卫气由中焦化生，中气不足则卫气虚而不能卫外，故加黄芪以补充化源。麻黄气味轻清，能大开皮毛，为湿邪的排除提供通道。杏仁、防风能利气机，鼓邪外出。少佐红花以养血，亦取"治风先治血"之意。诸药合用则可以将肌腠之间的湿邪化为汗从皮肤排除。此乃治本之法，故可收显效。

前臂阵发性剧痛案例

吴某，女，31岁，因颈部伴左上肢疼痛20天，在某医院输液、针灸治疗半个月病情无缓解，今日晨起感疼痛加重，且左前臂上段阵发性剧烈的牵扯性疼痛，间隔时间约1分钟。医生建议她手术治疗。来诊时表情痛苦，嘴里不停呻吟，左肘部需右手托着。查颈部肌群僵硬，左侧头枕部（左斜方肌的枕部点最为明显）、左冈下肌（天宗穴附近）有一平肩胛冈的条索状筋结。左肘部桡侧腕伸长肌与短肌之间平手三里的位置可以触摸到一条约3cm长、5号鱼线粗细的筋，此筋绷直，拨之疼痛明显。此乃手三阳经受寒所致（近日成都地区下雨，气温下降），三经之筋被寒所郁，阳气不能下达之故也。治疗当疏通左手三阳之气，使之下达。首取风池上进行拨筋，当我拨按这个点时，出现一个明显的现象，患者左侧肘部剧烈的牵扯性疼痛突然消失，当我手离开这个点时疼痛如故，再次按压这个点疼痛又消失了。我复将这三个点每个点拨按了约2分钟，疼痛有所缓解。继针刺这三个点，枕部1寸针由外向内平刺，冈下3寸针由内向外平刺，肘部点1.5寸针向下直刺。TDP灯照射左侧头枕部和左肘部，留针半个小时。取针，患者左前臂近肘部复有隐隐痛感，但疼痛已较前减轻大半，继而在颈部外敷温经散寒的丁桂通经散。嘱咐回家后如疼痛，可以用吹风机热风吹头枕部。

在研究拨筋的过程中，我曾经总结了几个临床特效点，风池上是我最常用的一个点，这个点治疗头部疼痛、眩晕有很好的疗效，可以缓解上肢阵发性剧烈的牵扯性疼痛，今录于此。在此也欢迎论坛的朋友们共同探讨，以期进一步明确此点的作用。

我的观点是阳气由头部下行，筋伤，也就是现在所说的软组织损伤（外伤所致除外），其疼痛都是由于寒气郁阻，阳气不能下达温煦筋经，而寒主收引，则筋经挛缩而致疼痛，治疗首要就是通阳，使阳气能够下达，阳通则阴寒自去而病去痛除。最近的很多医案都证实了我的推断（我治疗的疾病有一定的片面性，局限于筋伤领域）。

 夜间抽搐医案

刘某，女，42岁，2012年11月6日初诊，述于11月3日因跌倒致伤头部，当即右侧颞部出现一血肿，感局部轻度疼痛，未作治疗，当晚入睡后即突然惊醒，当夜只要入睡即惊，并出现四肢抽搐现象，一夜出现七八次，整夜没能入睡。11月4日找一老中医开了2服中药内服（处方不明），当夜症状如故，11月5日症状亦是如故，入睡即惊并四肢抽搐，通夜只能看电视。经人推荐前来我处求治，刻诊时患者已经连续三晚没有睡觉，观其面白神疲，语音清晰，自觉头部晕沉，心中烦闷，口苦。头枕部酸胀，舌紫无苔，脉细数。查右侧颞部有一2cm×2cm血肿，头枕风池穴部位僵硬。综合分析，此乃患者阴血亏虚，复受跌倒惊吓，惊则风动、风火上扰致惊骇。治疗当以平风定惊，养阴除烦。予针刺双风池、内关，针后患者即觉头晕心烦症状有所缓解，自觉如去重石。复处以黄连阿胶鸡子黄汤原方2服。

> 方药：黄　连40g　　　黄　芩20g　　　白　芍20g
> 阿　胶30g（烊化）　鸡子黄2枚（冲服）

每日1剂，分3次服。

2012年11月7日复诊，述昨夜已可入睡，夜间惊醒，四肢抽搐了2次，治疗同前。2012年11月8日再诊，述昨夜一觉到天亮，没有出现抽搐现象，已无头晕心烦症状，治疗同前，上方原方一剂巩固之。

　　按：此案我治疗思路是胆主决断，胆气虚则易惊。其受到惊吓是胆气虚也，故取穴以胆经为主，而风池为三焦经、胆经、阳维、阳跷四脉之会，主治颅脑诸疾，可以治疗头痛、眩晕等症，内关为八脉交会穴之一，通于阴维脉，主治心胸诸疾，可以治疗心烦、心悸怔忡等症。况惊骇乃心肾不交，阳不入阴之证。故而我取风池、内关以调阴阳。用黄连阿胶鸡子黄汤以引阳入阴，交通心肾。

落枕针案

　　2012年10月19日上午，患者女，75岁，右侧颈项风池穴至曲垣穴牵扯疼痛四天，向右侧旋头时痛甚，曾在外院某门诊针灸推拿两天无效。针右侧风池、后溪，针后疼痛若失，颈项活动自如。

屈指肌腱腱鞘炎针案

　　刘某，女，48岁。右示指弹响屈伸受限1个月，于2012年5月18日初诊，右示指屈曲伸直时即有弹响声，右第2掌骨头处可触及一硬性筋结，此乃右示指屈指肌腱腱鞘炎，又称为扳机指。平时我治疗此病多打封闭治疗，该患者不愿封闭，遂针灸治疗，取穴右合谷、天应穴（右第2掌骨头处的筋节中央）、合谷提插补泻法，天应穴加艾温针，每日1次，治疗5次，筋结消失。

　　按：筋结之证，多由劳累伤筋，局部筋脉痹塞所致，治疗多用温针，临床疗效可靠。我临床中对于腱鞘炎或者腱鞘囊肿多用此法，对于轻浅者就在筋结中央或者囊肿的中央一针，要求针刺至筋结或者囊肿的底部，留针并在针尾加灸。临床体会加灸效果明显，一般针后即可见效。对于筋结或者囊肿较大者，在中央一针后再在结块或者囊肿的四周加3～5针以加强针力，中央一针必须加灸。

腰椎间盘突出针案

刘某，男，2012年7月15日初诊。患者近两年经常感觉左下肢不适，活动后不适感觉即可消失，1个月前淋雨受凉后开始腰部伴左下肢麻木酸胀，行走不便，曾内服中西药、推拿、理疗效果不明显，2012年7月14日疼痛加重，且腰部至左足出现串痛，行走需人搀扶。左直腿抬高试验阳性。CT检查，腰$_{4/5}$、腰$_5$/骶$_1$椎间盘突出。舌质淡红，苔白，脉弦滑。此乃寒湿闭阻经脉，治以散寒除湿、疏通经络。取左环跳、阳陵泉、昆仑，针后疼痛即感减轻，每日1次。治疗8次后疼痛已基本消失，行走灵活。巩固治疗2次。

肋间神经痛医案

杨某，女，38岁，近2个月来，患者因生闷气，经常左侧胁肋部疼痛，严重时疼痛牵扯至左侧背部，服止痛药只能缓解而不能根治，于2012年7月11日来我处求治，其纳可便调，月经正常。舌质淡红，苔白，脉沉弦。此乃肝气郁结、经脉不畅所致，治疗应疏导少阳，通调经脉。患者不愿再内服中药，专门来求针灸治疗。取左侧环跳、风池，每日1次。

针刺1次后左侧疼痛明显减轻，3次后已经没有明显疼痛，巩固治疗2次痊愈。

黄连阿胶鸡子黄汤治疗脱发一例

这是一位股骨头坏死伴失眠的病人，治疗脱发不是初衷，有此效果也是偶然发现，故记录于此。

彭某，男，41岁。一年前因右髋疼痛，在某医院CT检查确诊为：右股骨头坏死（二度）。曾先后在成都几家骨科医院治疗，病情有所缓解。2011年7月20日起感右髋疼痛加重，复在某医院治疗半个月，疼痛未减轻，经人介绍于2011年8月5日求治于我。观其神疲体倦，左上唇近人中处约1cm宽的胡须全掉，头发稀疏，右腹股沟微肿，右髋活动受限，右下肢用力即感右髋疼痛难忍。平时因为工作压力较大，3年前开始失眠，头发及左上唇的胡须脱落，至今每日都要掉大把的头发，时感心中烦躁，每晚必服安定始能入睡。查其舌质鲜红，根部微腻，脉细而软。此时正是暑湿当令之时，结合体征、色脉及时相分析，此证乃是阴血亏虚，兼夹湿郁。遂点按右下肢双膝眼、委中、承山以通右髋经络之郁，术后患者当即感觉右髋轻松，疼痛减轻，予外敷对症之通络消肿散，内服黄连阿胶鸡子黄汤原方（按一两对应为10g）。治疗5日后右髋疼痛已明显减轻，失眠亦明显好转。10日后右髋还有轻微疼痛，夜间已无失眠，不服安定已可安然入睡，且告知已不再脱发了，精神面貌明显改善，脉象亦和缓有力了（这是睡眠质量改善的原因）。原方加薏苡仁30g，木瓜30g内服。又10日，右髋已无明显疼痛，行走无跛行，意外发现左侧原脱落胡须处已经开始长胡须了。

此案患者虽有股骨头坏死，但使其症状加重的原因是湿邪郁于右髋，致右髋部滑囊的炎症加重，并非股骨头的坏死加重，故而对症收效较捷。对于阴虚血弱所致的失眠，我用黄连阿胶鸡子黄汤治疗多例，都可以收到显著的效果。此方可治疗失眠没问题，但能够治疗脱发实属意外发现。此病人头发及左侧胡须脱落，发为血之余，冲脉与阳明胃经均绕唇口；冲脉为血海，阳明是多气多血之经；在人体左侧以血为主，右侧以气为主；从症状来看此属血虚无疑，黄连阿胶鸡子黄汤本就是滋阴补血之方，血液得到恢复，发须的滋养得以改善而不枯萎，故而不再脱发反而生发。此患者的股骨头坏死还在治疗中，因第一次治疗脱发有效，故记录于此，希望能给大家提供一个治疗脱发的思路。

痛风医案一则

陶某，男，58岁。2011年4月21日初诊，述昨晚10时许即感左足背疼痛，状如虎食其骨，彻夜未眠。时见其表情痛苦，眉头紧锁。双手紧抱左踝部，全身时有颤抖。左足背红肿焮热。口苦咽干，脉弦而数。此乃肝郁化火也，急点左足之太溪穴、太冲穴。取泻南补北，滋阴涵木之意。约2分钟即感疼痛大减，予外敷痛风散。次日复诊，红肿已消大半，左足还有轻微疼痛，复用前法，2次而愈。

颈源性眩晕医案二则

例1 杨某，女，84岁。2010年12月14日初诊。颈项僵痛伴眩晕（眩晕以起卧改变体位时为甚），咳嗽痰清稀已1个月。曾在四川省人民医院住院治疗15天，症状一直无明显改善。CT片示：颈$_{3/4}$、颈$_{4/5}$、颈$_{5/6}$椎间盘突出。面白神疲，舌淡苔白，脉弱。

诊断：①颈椎病（项痹），②咳嗽。

治疗：①颈项部行一指禅推拿理筋；②针刺百会、双侧太阳、风府、双侧风池；③静脉滴注黄芪注射液20ml，生脉注射液20ml，三磷酸腺苷40mg；④内服中药小青龙汤原方3剂。

以上治疗每日1次，次日头晕、咳嗽即见减轻。治疗6次，眩晕、咳嗽症状消失。嘱内服生脉胶囊（含红参）善后。

例2　李某，女，46岁。2010年12月15日初诊。颈痛、眩晕欲仆、胸闷欲吐9天。曾内服中西药治疗（用药不详），无效。CT片示：颈$_{4/5}$椎间盘突出。面白神疲，舌淡苔根厚腻，脉弦滑。

诊断：颈椎病。

治疗：①颈项部行一指禅推运手法，并调节寰枢关节。②针刺百会、双内关、双足三里。③阳陵泉穴位注射654-2单侧5mg。患者经治疗后当即感眩晕减轻80％，每日1次，治疗3次，症状消失。

颈源性眩晕很常见，临床中常常伴随耳鸣、视力模糊、胸闷等症状。颈椎病的椎动脉型和交感神经型多有此症状。现代医学多认为是骨质增生或椎间盘突出压迫椎动脉，大脑供血不足所致。我在临床中发现，颈椎病引起的眩晕大多是寰枢椎错缝引起，只要将错缝调正，眩晕即可消失，可达立竿见影之效（此类眩晕我定为实证）。还有一部分是心脏泵血不足所致的大脑供血不足。即《黄帝内经》所谓："上气不足，脑为之不满，耳为之苦鸣，头为之倾，目为之眩。"（此类眩晕我定为虚证）对于上气不足之眩晕用中药补气之法多能获得满意疗效，有极少一部分效差，看了古道瘦马老师的《辨证心悟：低血压治疗的思考》后才突然明白，还应从阳气虚衰、中气不足入手，不能仅局限于气虚，应大力温阳，温通血脉。后遇到此类病人，我用温阳之法治疗效果明显提高。

颈椎病临床表现错综复杂，症状多样，以上是我对颈椎病引起的眩晕的一点治疗心得体会。

丑时腰痛案例

钟某，女，58岁，2010年7月12日初诊。述腰骶部夜间1—3时酸痛不能安卧，每夜必须下床活动半小时方可缓解，白天腰部无明显不适。此症状已经持续半年，曾多处医治，症状一直无明显改善。腰部CT片示：腰椎骶化，椎间盘未见异常。查：双侧骶棘肌腰骶部僵硬，无压痛及叩击痛，腰部活动基本正常。舌质淡，苔薄白，脉微缓。

诊断：腰椎骶化。

中医诊断：腰痹（肝气虚）。

病案分析：人之一阳生于子时，一阳者，少火也，亦即相火也，生于命门，而寄于肝胆。夜间1—3时属丑，乃肝经经气旺盛之时，此患者乃肝气虚损，本应其气生发之时而不能矣，致经气不能正常上达，凝于腰骶部而作痛矣。"动则生阳"，故此时需下床活动，待阳气上达则不痛。治疗亦针命门、次髎而温之，以通督脉、足太阳经之经气。内服中药补肝气而生阳。

治疗方案：①命门、双侧次髎温针，每日1次。②腰部外敷温经散。③内服中药。

处方：生黄芪60g　山茱萸20g　补骨脂15g　干　姜10g
　　　当　归12g　桂　枝12g　五味子10g　杜　仲15g
　　　淫羊藿10g　升　麻6g　甘　草6g

水煎服，每日1剂。治疗8次，症状消失。

夜间腰痛，而且定时腰痛的患者，临床并不少见。此类患者大多夜间疼痛，经活动症状方能缓解，而白天腰部无任何不适。今日此患者带一病员前来就诊，述上次治疗后一直没有复发。故述之。

 痿证医案

邓某，男，53岁，2010年12月20日初诊。患者一直从事建筑行业，早年时常日晒雨淋，夜卧湿地。患者于2008年10月上旬因一次淋雨受凉后即感双足麻木，并逐渐向上发展至腰腹部（相当于带脉平面），自觉恶寒畏风，双足至膝关节冷痛浸骨。双下肢肌肉明显萎缩，双足至小腿下段微肿，肿胀以下午为甚。行走困难，惊慌步态，走200米即感疲惫。曾在某医院诊断为：进行性肌营养不良症。MRI示：①腰$_{3/4}$、腰$_{4/5}$、腰$_5$/骶$_1$椎间盘突出；②腰椎管狭窄。患者曾多处治疗2年，效果不佳，病情有增无减，经人介绍前来求治。刻诊：患者神疲，纳差，睡眠尚可，小便清长，大便每日2次，微溏；舌质淡胖而边有齿痕，苔水滑，脉沉而弱。

思之，患者常年久居湿地，则身体素有水湿之气。《素问·痹论》云："风寒湿三气杂至，合而为痹也……所谓痹者，各以其时重感于风寒湿之气也……诸痹不已，亦益内也……其不痛不仁者，病久入深，荣卫之行涩，经络时疏，故不通，皮肤不营，故为不仁。其寒者，阳气少，阴气多，与病相益，故寒也"。此患者由于体内素有湿邪，复感寒湿而起病无疑，病久而延及脾肾矣。从症状来看，又似痿证。复思之，《素问·痿论》云："有渐于湿，以水为事，若有所留，居处相湿，肌肉濡渍，痹而不仁，发为肉痿。故下经曰：肉痿者，得之湿地也"。此病由痹而致似肉痿无疑矣！然其从足至膝关节冷痛浸骨何谓？《素问·厥论》又云："阳气衰于下，则为寒厥……阴气起于足五趾之里，集于膝下而聚于膝上故阴气胜，则从五趾至膝上寒，其寒也不从外，皆从内"。阳虚故也。患者体征、舌脉亦合脾肾阳虚之证。

患者医治两年，病情有增无减，我对此亦无信心，患者既然求治于我，我亦不能推辞，以寒患者之心，且此病亦值得一试，也好对此病进行研究。遂对患者说："此病是由于长期居处湿地，受凉而发，日久致脾肾亦虚，经络痹阻，故畏寒无力，肢体麻木。应内外兼治。内以中药扶脾肾之阳，外以推拿点穴开痹阻之经，此病见效很慢，治疗时间较长。"患者接受了我的治疗方案。

治疗方案：

①手法点穴以开足太阳经、督脉、带脉，每日1次。

②内服中药。

附子30g（先煎）	桂　枝20g	白　术20g	干　姜10g
党　参20g	淫羊藿15g	吴茱萸10g	白　芍20g
炙甘草10g	大　枣4枚		

5剂，水煎服，每日1剂。

治疗10日后，患者觉恶寒感及小腿冷痛感略有减轻，大便已经成型，麻木如故。行走稍感轻松，已收微效，点穴治疗如前，双下肢再施以杵针刮运。内服药附子加至60g，干姜用20g，其他药剂量不变，并要求患者自己每日在家灸阴交穴半小时。

又治疗10日后，患者周身恶寒感觉消失，小腿冷感亦明显减轻，麻木退至大腿中上段，询知患者穴位定位不准，遂更正，并予以灸关元穴，患者觉腹部热感并向后放散。

经治疗后患者病情日有减轻。2010年1月18日，患者复诊时甚是高兴。述昨晚灸至15分钟时，感觉灸感直抵脊柱，全腹部发热，继而感觉全身发热，下身津津汗出，汗后感觉全身通泰，小腿冷感明显减轻。今日行走即觉双足灵活许多。治疗同前。

患者治疗45日后，双小腿已无明显冷痛浸骨的感觉，麻木下降至双小腿中下段，肌肉萎缩明显好转，小腿及足已无肿胀，行走较前有力，可步行1千米而无疲乏感。但行走时腘后比目鱼肌及腘肌明显有牵扯感。治疗点穴后予重点弹拨此二处肌肉，再施以杵针治疗。隔日1次。患者现在精神已无疲惫之象，舌质较前红润，仍有少许齿痕，苔白而根部微腻，脉亦明显有力。内服中药补中益气汤化裁。

人参20g（另煎）	白　术30g	生黄芪60g	当　归12g
升　麻6g	淫羊藿15g	白　芍20g	木　瓜30g
干　姜15g	炙甘草10g		

5剂，水煎服，每日1剂。

嘱患者多行走，并适当体育锻炼。

患者后期进展不快，至2010年3月10日，双足才无明显麻木，可行走3千米，不过步态仍有些不稳。腘后仍有轻微不适。予中药百花丹化裁。

人　参100g	天　麻100g	白花蛇3条	猴　骨50g	乌梢蛇50g
金刚藤10g	威灵仙10g	桑寄生30g	老桑枝20g	转地风20g
三　七30g	穿山甲珠10g	淫羊藿20g	山　药30g	

打细粉内服，每次3g，每日3次。

嘱其加强锻炼。

此病属中医痿证，其病情复杂，不是单纯的痹或痿可言，在此也是述其大概，治疗也只是做了一个简单的介绍，治疗之初未想过会有此良效。我治疗期间亦曾要此病人重新做过胸腰椎的磁共振。并未见脊髓异常。患者带脉以下麻木，而带脉以上无麻木，我亦不知究竟为何故，只能以带脉经气亏虚，不能约束诸经来解释。且其证与肾着相似，至今亦未悟其病由。

至于灸阴交穴在此病的运用，我是受周楣声所著的《灸绳》的启发，十多年前我看了此书后，亦常常用此法治疗腰痛，效果很好，只是因为临床不可能亲自为每一个病人灸之，故多要求患者自己灸此穴。此法值得推荐。

临床我只见此一例，故录于此。一则让更多的同仁了解。二则也希望有同仁知其由者，能为我解惑。

 腓肠肌痉挛医案一则

郑某，女，58岁。患者2011年3月7日受凉后即感右下肢发凉，右小腿腓肠肌处酸胀，僵硬，时有抽掣感。右足前掌感觉麻木。曾予针灸及外敷内服中药治疗12天，未见明显效果。求治于吾，诉症状有增无减，舌淡苔薄白，脉浮而有弱像。知乃外感风寒所致。

处方：桂　枝20g　　白　芍30g　　木　瓜20g　　干　姜20g
　　　　炙甘草10g　　大　枣6枚

2剂，水煎服。

2日后复诊。述右下肢已无发凉的感觉，右腓肠肌疼痛明显减轻，已无抽掣感，右足还有微微发麻。原方2剂。2011年3月24日复诊时述症状已完全消失。嘱防寒保暖以善后。

外伤瞳仁瘀血案

张某，男，24岁。2010年4月17日初诊。因骑自行车被汽车撞伤，当即感头痛欲裂，恶心呕吐，无昏迷。医院诊断为：①脑震荡；②全身多处软组织挫伤。予以对症治疗20余天。现患者时仍感头晕、右眼胀痛并视物模糊不清。查：右眼内侧白仁处有约一0.5cm×0.6cm瘀血积块，血块周围有5条粗约0.1cm血丝，布满整个眼球。舌质红，苔薄白，舌底脉络淤紫，脉有涩象。

处方：当归尾12g　　赤　芍12g　　槟　榔12g　　生地黄15g
　　　桃　仁10g　　红　花10g　　穿山甲珠6g　　泽　兰10g
　　　肺经草10g　　川　芎10g　　白　芷10g

3剂，水煎服。

4月22日复诊，头已不晕，眼微胀，眼球血块明显消退，仍见细小血丝，视物已清晰。原方2剂善后。

呃逆案

刘某，男，65岁。2010年10月18日初诊，呃逆已3天。述平素体健，3日前因偶感风寒即出现此症，曾内服西药（用药不详）2天无效。刻诊时呃逆频频，有欲吐之状。予针刺右内关（直刺）、右足三里（向上45°斜刺）予提插捻转强刺激，5分钟行针1次。10分钟时呃逆顿止，留针20分钟。1次而愈。

呃逆之症临床多见。急性发作者我一般点按内关即止。曾经治疗过呃逆1个月以上者，我用山莨菪碱针剂穴位注射阳陵泉，1次5mg单侧注射，每日1次，2次愈。（山莨菪碱穴位注射后病人一般会出现口干，解小便难，此症状1～2小时即可消失。有前列腺炎的患者禁用此法）

在此浅谈一下我对足三里穴的个人学习体会。"三"在中医里常常指东方肝木，此穴有木疏土的意思。"三里"也可以理解为"三理"。哪三理呢？理上、理中、理下。在《四总穴歌》中说"肚腹三里留"，就是说只要是肚腹的疾病都可以用足三里穴来调理。临床中常常将腹部分为上腹部、腹中、下腹部。而"三理"就是理此腹部之上、中、下三部。其用针有个诀窍，就是上腹部的疾患针尖向上斜刺，腹中疾患直刺即可，下腹部的疾患针尖向下斜刺。指针点按与此理同。临床很多医生，特别是初学针灸者多不明此理，腹部疾病取此穴无效。不明此"三里"之"三"也。故在此赘述。

 心下痞案

宋某，女，77岁，四川广元人。患者2011年8月18日在家不慎跌倒致伤左胸胁肋部，在当地医院摄片无异常，予对症治疗1个月，左胁肋胀痛未减轻，咳嗽深呼吸时疼痛加重。9月22日来诊，予外敷行气活血的敷药一帖，内服血府逐瘀汤2剂后胀痛消失。患者9月27日因食用一个冷馒头后即觉胃脘部胀满，并感觉有气向上冲心。多处治疗无果，10月27日患者要求其女带来诊治。

刻诊：患者面白神疲，声低，较前1个月明显消瘦。自述近1个月来没进什么饮食，进食后胃脘部即胀满更甚，并感觉有一股气上冲心窝，时觉烦热。平卧时胀满缓解，坐立时加重。睡眠欠佳，无自汗盗汗，口干，无口苦，小便黄色，大便三日一行（此前每日大便1次）。查胃脘部胀满如鼓，按之柔软，剑突下有压痛。舌质淡，苔白而微燥，脉濡弱。

从患者自带的胸片、心电图和B超检查来看，除胸片见心界较大外，其他均无异常，患者体形较胖，无心悸等症状，且平卧时症状减轻。由此看来患者心界较大应该是先天性的，与此次症状无关。本次应属中医典型的心下痞症状，为中焦升降失职，气机痞塞不通之故，治疗应该首调中焦。考虑到患者近1个月没进什么饮食，身体已虚。遂处方：①生脉注射液20ml，维生素C2g，氨基酸250ml，静脉滴注。②生大黄20g，黄连10g，开水浸泡，分3次服用。10月28日患者胃脘部胀满已经减轻大半，治疗方案不变。继续治疗两日后患者胃脘部胀满消失，神色亦红润了，舌苔亦润，脉亦较前和缓有力。此时痞证虽解而胃气已伤，治疗应以扶助胃气为主。

处方：党　参20g　　茯　苓20g　　白　术20g　　炙甘草10g

天花粉30g　　薤　白15g　　广木香10g　　砂　仁12g

黄　连4g　　生　姜5片

嘱：近一周食稀粥以养胃气。11月15日电话随访，已愈。

按："痞"来源于《易经》的"否"卦，取天气不能下降，地气不能上升，天地痞塞不通之意。其在人体则在胸脘之间，有形作胀，时升时降，时大时小，或痛或不痛，此证均属于脾不运化，不能升清降浊之故，治疗则以输转中焦为主。此案我用生脉注射液亦取补气升清之意，用大黄黄连泻心汤开水浸泡服用是取其气薄而泄虚热（降浊气）之意，升降复则痞证自除。因其病日久，胃气以伤，复以香砂六君子汤加天花粉、薤白并稍加黄连以养胃气，胃气得复，则病愈。

肺癌转移疼痛案

李某，男，56岁，农民。2011年1月15日初诊，患者于2010年3月确诊肺癌。2010年12月6日出现右肩疼痛，曾在某三甲医院住院治疗20天。右肩疼痛未减。近日疼痛加重，夜间为甚，疼痛彻夜不能入睡。刻诊面白神疲，呻吟不断。畏寒肢冷，心烦自汗。舌淡苔白，脉浮而弱。

患者要求先解决其右肩疼痛之苦。初予右肩温针，外敷温经散寒之药，内服曲马朵。如此治疗2次无效，患者疼痛如故。思之，《伤寒论》第20条云："太阳病，发汗，遂漏不止，其人恶风，小便难，四肢微急，难以屈伸者，桂枝加附子汤主之。"第29条又云："伤寒脉浮，自汗出，小便数，心烦，微恶寒，脚挛急，反与桂枝汤，欲攻其表，此误也。得之便厥，咽中干，烦躁，吐逆者，作甘草干姜汤与之，以复其阳。"此患者乃阳虚外感之证。

处方：附片60g（先煎）　桂　枝45g　白　芍45g　干　姜20g
　　　炙甘草20g　　　　大　枣12枚　生　姜50g

2剂，每日1剂。

2011年1月19日复诊，双目较前有神，面色红润。诉服药当晚疼痛即见减轻，后半夜入睡不多。昨晚疼痛已减轻大半，夜间入睡约4小时。脉较前有力。效不更方，原方2剂。

2011年1月21日复诊，右肩还有轻微疼痛。继续原方3剂。

此类病人我接触不多，癌症引起的疼痛我治疗有效的也仅此一例。我也没有想到效果如此之好。近日才开始认真学习《伤寒论》，对经方的认识还很局限。不过由此病例也更加深了我对经典的理解。

 腓总神经炎案

俞某，女，29岁。2011年1月21日初诊，晨起即感右足下垂，右踝不能背伸，右小腿外侧阳陵泉以下至整个足背麻木。行走跛行。右承山穴处有一硬性3cm×3cm结块，站立行走时此筋结疼痛，下牵至足跟，上牵至腘窝委中处。此乃腓总神经炎。

治疗：①杵针推运小腿外侧与整个足背，以皮肤发热为度。②电针右阳陵泉与太冲。③右承山穴外敷解痉散。

上法每日1次。22日觉小腿外侧已不麻木，右足可轻微背伸（幅度不大），承山结块减小并已无疼痛感。23日右足背伸较前明显，足背前1/3还感麻木。24日足可背伸90°，只觉右足大踇趾背麻木。25日右踝关节活动基本正常，已无不适。

此病在临床并不多见，故此记录之。其发病急，治疗及时，故收效快。我临床对神经损伤引起的麻木或肌肉无力均喜用杵针与电针配合。个人认为杵针推运皮部，促进皮肤之血液循环，对末梢神经的修复有促进作用。临床发现针灸与杵针配合对神经损伤的修复明显比单纯针灸治疗效果提高。此法我认为杵针也可以用其他工具代替，如刮痧板。主要是力度不宜太大，以皮肤受力即可，目的是改善皮肤的微循环。

人体是奇妙的，前后左右均是对称的，这也充分体现了阴阳的动态平衡。临床发现一侧肌肉萎缩无力，则对侧肌肉就会有肌紧张或肌肉有痉挛。例如面瘫，左侧口眼㖞斜，则右侧颊车穴处必然有痉挛点。治疗时可以用泻南补北法，效果显著。此例则是小腿胫前无力，后侧承山有痉挛点。故以解痉挛的中药外敷，以解决腓肠肌张力过高的问题。

吴茱萸汤疗手颤

　　李某，男，65岁，2013年7月4日初诊，自述双手抖动2个月，开始时是手拿笔写字时出现轻微手抖，不能正常写字，拿重物手不抖，慢慢发展到现在不能拿笔写字，炒菜时手不能拿锅铲，拿锅铲就敲在锅上，甚至锅铲还要掉在地上，严重影响生活。特来我处求治。来诊时双手抖动明显，其述家兄60岁时亦是因为开始手抖而发展为手足均震颤抖动，后确诊为帕金森病，以前帕金森我治疗过几例，效果均不是很理想，但因患者信任，我只好先试试。细问之其头皮发紧，以头顶部更为明显，2个月前即出现这个现象，基本与手抖同时出现，观其面色晦暗，体态虚浮，舌淡嫩、苔白而少，双脉沉迟。此乃筋脉不能约束，属于风象。《证治准绳》云："头乃诸阳之会，木气上冲，故头独动而手足不动，散于四末，则手足动而头不动也。"思其头皮发紧，颠顶为甚，亦是寒气客于厥阴之脉，厥阴与督脉交会于颠顶，致阳气不能正常下输四末而出现手颤抖，而吴茱萸汤乃是治疗颠顶头痛之要方，于是处方：

吴茱萸 30g	人　参 20g（另煎）	川　芎 20g	白　芷 20g
细　辛 6g	大　枣 6枚	生　姜 50g	

　　3剂，每日1剂，分3次服用。

　　2013年7月8日复诊，头部紧束感明显减轻，手的抖动也明显缓解，效不更方，原方5剂。

　　2013年7月13日复诊，手已无明显抖动，头部紧束感消失，面色已较前红润，脉微有弦滑之象，予处方：

> 茯　苓 40g　　桂　枝 30g　　白　术 20g
>
> 吴茱萸 15g　　炙甘草 15g

4剂，每日1剂，分3次服。

此案至今没有复发，远期疗效在随访中。至于此案患者是不是帕金森病，我不能确定，但从其所表现的症状来看，向后发展应该是越来越严重的。此案的启发来源于我经常用吴茱萸汤治疗头痛，其头部有紧束感是我治疗此案的主证，因此案很有特征，故录之。

十年胁痛案

苏某，女，43岁，双胁疼痛十年，确诊为双侧乳腺小叶增生，曾多处医治，疗效不佳。于2013年11月18日来诊，问及性情比较急躁，每当天气变化，月经来潮，情绪变化，则双胁攻撑胀痛难忍，特别是双乳胀痛难耐，苦不堪言，情绪平和时双胁亦胀痛，但轻微。多次治疗病情有增无减。舌质淡红，苔薄白，脉弦。此乃肝郁气滞之证，治疗当疏肝理气为主，按压其双侧痞根穴，均可触及2cm×2.5cm的硬性结块，按压时患者剧痛。

处方：①针刺四关、双侧合谷、双侧太冲，隔日1次。②针刺双侧痞根，隔日1次。③生麦芽，每日50g，水煎服。

患者11月28日来月经，诉双乳和胸胁没以前那么明显撑胀痛，双胁还隐隐作胀。共治疗18天而诸证消失，后期疗效在随访中。

按：四关，即合谷与太冲，左右共四穴，合称四关。是阳明大肠经与厥阴肝经的原穴，阳明属金而降，厥阴属木而升，用此四穴的目的是疏通人体左右上下之气机。肝气郁滞则作痞，而痞根居中，亦是疏通人体上下气机之关隘。用生麦芽的经验来自于张锡纯的《医学衷中参西录》，麦芽生用善疏肝气。针药合用而收效如此迅捷，实非我的预料，此案是一个比较典型的医案，故今记录此案。

中风后遗症上肢屈而不伸

中风后遗症上肢屈而不伸的案例我临床治疗多例，大多均可一次收效。2014年2月6日有一个典型案例，在此分享给大家。

张某，男，60岁，患者于2012年5月1日突发脑出血，治疗后遗留左上肢肘关节和手指的指间关节强直性屈曲不伸，被动用力亦不可完全伸直，已8个月。这类瘫痪后期大都是强直性挛缩。

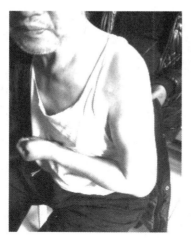
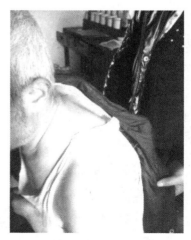

上左图就是患者来诊时的情况，肘关节和手五指的指间关节屈曲挛缩。

针刺全知（此穴是经外奇穴，位于左侧颈部，胸锁乳突肌后缘近乳突之十分之三的位置。主治颈神经痛、风湿症、颈部肌肉痉挛、关节炎、半身不遂。针法是轻捻慢进，可以刺进2寸，进针后有一种触电样或麻酸的感觉向下肢放散，如感觉向胸背部放散则不宜下针，应将针略向上提，或出针另刺）、肩髃（此穴的经验来自四川的针灸名家李绰成，其治疗中风后遗上肢屈而不伸就用此穴，用苍龙摆尾的手法；最为关键的是选准肩髃部位的筋结，针刺的部位就是这个筋结，针刺此穴前要适当活动患肢的关节，目的是活动其肩关节处留闭的气血；然后将患肢肘手随其僵屈形式，抬高平举，在肩髃部位找到筋结点进针，待针下有沉紧的感觉后说明已经针刺到筋结部位，不进不退，指上贯气，左右摆动针柄。我针刺此筋结时患者当即感觉手指和肘部有松弛的感觉）、天宗（此穴是我治疗肘关节挛缩的一个经验穴，针刺时患者可以感觉到腋下有胀感，有的患者可以有触电感直达手指）。

　　留针30分钟，中途行针5次。患者左侧肘部和手指的情况就如下面的情况徐徐而伸。

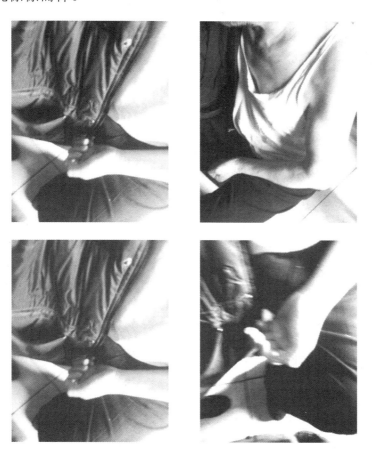

用手轻轻就可以抬起手完全伸直了。

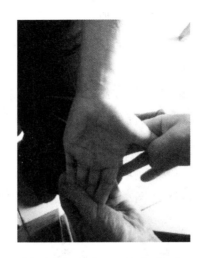

此案的情况就是我临床治疗中风后遗上肢屈而不伸的经验，临床大都可以一次见效，在此分享给大家。

第5讲　医论医话

本讲是笔者对临床中一些疾病的看法和思考，不一定都对，但相信有些观点会给读者一些启示。

 浅谈治疗骨折之要点

在临床中常常接触骨折病人因石膏或者夹板固定时间过长而致关节僵硬、功能受限。有半年、一年或数年功能未康复者，常见此类病人摄X线片见骨折对位对线良好，骨折断端已完全愈合。在此浅谈一下我个人对骨折治疗的认识。

（1）整体观念：患者骨折整复时，不但要注意骨折处的局部情况，而且要考虑患者的全身情况。

（2）早期整复：在骨折的整复时间上，要求早期整复，最好在伤后1～3小时内即行整复，此时骨折断端出血不多，肿胀不甚，便于复位，减少创伤的加重，有利于骨折早期康复。肿胀严重则不易取得满意的整复效果。骨科界有两句话，一句是"骨不接，肿不消"，另一句是"骨正筋柔，气血以流"。所以骨折整复强调宜早期、准确复位。特别是儿童，因其骨折愈合快，更要求早期整复。

（3）筋骨并重："伤骨必伤筋"，在骨折的同时，必然要伤及骨折断端周围之肌肉、肌腱等软组织。在骨折整复前要分筋理筋，调理肌肉、肌腱，所谓"正骨先正筋"也。在骨折复位后，每次换药时也要理顺肌肉、肌腱，传统伤科称之为"镗"，目的是使筋肉舒展、气血流畅，以预防粘连，而且利于骨折愈合。

（4）对位对线：对位是指两骨折断端的接触面，对线是指两骨折断端在纵轴上的关系。如对位对线完全良好，临床称之为解剖对位，这对骨折的愈合和功能恢复最为有利。

（5）动静结合：在骨折复位后，骨折断端需要固定，而肌肉、肌腱等组织又需要活动。强调固定则影响功能活动，强调活动则会影响固定，此二者是矛盾的。前面所述的患者绝大部分的问题就出在这动静结合上。固定时间太长则肌肉、肌腱粘连、僵硬。骨折附近之关节未活动，关节液减少，关节腔变窄，关节囊挛缩。临床常见很多医生为了取利，线型骨折也要求患者石膏固定2个月之久者，此类害人不浅。

骨折固定是手段，关节活动是目的。暂时之固定是为了以后更长期的正常活动，应在固定手段上限制有害活动，促进有利活动，固定与活动是相对的而非绝对的，临床医生应灵活掌握。

试举我临床治疗桡骨远端骨折为例以说明之：骨折复位后，外敷中药，夹板外固定。每3天换药1次。前2周夹板超腕关节固定，每次换药时轻轻顺理骨折周围之肌肉、肌腱，并嘱咐患者平时多握拳并适当活动肩、肘关节（临床中有很多医生均不嘱咐患者活动肩、肘关节，骨折愈合后肩、肘、腕三大关节多见僵硬、活动受限）。2周后，每次换药时除理筋外，均适当活动腕关节，夹板固定不超腕关节。一般4周后就不用夹板固定了。40天左右骨折骨性愈合，而此时肩、肘、腕关节功能基本不受限制。

（6）功能锻炼：肌肉不用则废，临床中常常见病人骨折后不活动患肢而出现失用性萎缩，所以在骨折固定后，就要求患者锻炼肌肉的收缩能力，以预防肌肉萎缩，促进局部血液循环，以利骨折早日康复。我在临床中也比较强调骨折肌肉塑型，有少许骨折整复不满意者，夹板固定后通过肌肉收缩，肌腱的牵拉，将错位之骨折断端归位塑型。

进行功能锻炼应循序渐进，从肌肉收缩开始，到关节功能锻炼，随着骨折之愈合，逐渐加大活动度。

以上例举了我个人认为的6个骨折治疗要点，最关键者是第五条，如何动静结合，以利骨折的早期康复，预防和减少关节功能的障碍。中医治疗骨折，外敷、内服中药亦必不可少。

 心　静　论

当今之世，人心浮乱。随着生活节奏的加快，人的欲望也随之提高，面对工作与生活的压力，90％的人均不同程度地患有焦虑或抑郁症。绝大部分人能自我调节，症状不明显，有少数性格偏激的人则明显发病。

当今之世，有不少人心烦意乱之时就去寺庙烧高香，祈求神灵的护佑。好像取得一时之效，但也不过是心理自我暗示的作用罢了。

临床发现很多病人存在着焦虑与抑郁，此类病人的很多症状用药物无法改善，给予适当的良性心理暗示，则病人病情明显好转。

欲望太多，心不能静，则杂念从生。中医讲心主神明，心不静则神明不安。西医以神经体液学说为核心，认为"心"不静则内分泌紊乱，内分泌紊乱则引起诸多疾病。

从传统文化角度，儒家讲知止而后能定，定而后能安，安而后能静，静而后能忍，思而后能虑，虑而后能得。佛家讲，禅坐心定神宁。道家曰："归根曰静。"《黄帝内经》曰："恬淡虚无，真气从之，精神内守，病安从来。"针经曰："心力聚则神聚，神聚则功聚。"

以上各家之论，主要突出一个字——静，也就是要求人们要有平常心，要用乐观的心态来面对一切。

有无相生，动静相随。

论五更腰痛

五更腰痛即患者寅时（3—5时）感腰部疼痛或疼痛加重，重者疼痛不能入睡，其余时候不痛或感轻微不适，摄片、化验、CT检查无明显异常，但常见腰部双侧肌肉僵硬。

我遇此类病人有100多例，病程数日到数年不等，均用四神汤加减化裁，腰部温针配合外敷温经散寒之中药。治愈率在90%以上，效果显著。

发病机制：人禀天地之气而生，人身一小天地也。天地之一阳生于子时，故人至夜半子时，肾系命门之处，有气息息萌动，乃人身之阳气也，至黎明寅时，为三阳之候，人身之阳气，亦应候上升。自下焦而达中焦，其人或元阳根底素虚，或兼有凝寒遮蔽，既互相搏激，致腰部作痛，此即是五更腰痛之由来也。

治疗原则：补气助阳，温经散寒。

治疗方法：

①内服中药以四神汤加减化裁。

生黄芪 30~60g	补骨脂 12g	山茱萸 20g	吴茱萸 10g
肉豆蔻 12g	五味子 10g	淫羊藿 10g	炮 姜 10g
生 姜 50g	细 辛 6g	大 枣 3枚	

水煎服。（此方只是基础方，临床视病情加减变化）

②腰部八髎穴针刺后在针柄加灸。

③外敷自制温经散寒的中药。

生川乌 50g	生草乌 50g	石菖蒲 100g	生天南星 50g
生白附 50g	细 辛 100g	肉 桂 50g	丁 香 100g
铁牛皮 30g	麻 黄 100g	透骨消 100g	刘寄奴 100g
潮 脑 100g			

上方打成细粉用蜂蜜调敷腰部。

由此病可以感知中医乃时间医学，在伤寒六经辨证中均提及六经病欲解时，即相对时辰为欲剧时。临床上常见患者在某个时辰病情加重。治疗时只要抓住阳气的升、降、浮、沉不放，对时、对证、对方，常常可以获得意外之疗效。

两例月经病引起的思考

曾诊治两例月经病，治疗效果较显著，病程均较长而治疗时间短，看后引起我对中医的一点思考，但不得其因也。

例1 曾某，女，32岁，2009年3月19日初诊。诉其近两年来每次月经来潮之前1周，会阴部均红肿、剧痛，有下坠感，月经来后症状即逐渐减轻。曾多处治疗无果。患者本有痔疾，2个月前症状有所加重，曾到本地一痔瘘科治疗，该医认为其乃痔疾引起，建议手术治疗，术后月经来时症状反而有所加重。今疼痛剧烈，来我处诊治。患者素来体虚，时脉濡滑，苔薄微黄。

病情分析：气虚无力，水湿下注，月经将来之时体亦更虚。故此时湿邪下注，郁于会阴部。郁而化热，故红肿；气虚无力上举，故有下坠感。

处方：四神汤加味。

生黄芪 60g	石　斛 20g	远　志 20g	金银花 20g
黄　柏 15g	川牛膝 30g	黄　连 4g	防　己 10g
木　通 6g	地　龙 12g		

3月21日复诊，诉服前方1剂，症状即感大减，现在还有轻微不适，效不更方，前方续服4剂。

4月17日患者来电，诉又有轻微不适，但已不如前几个月明显，问我是否可以继用前方。嘱其服前方3剂以观后效。

后来电诉其服药3剂后该月没出现明显不适。此病人随访至今1年多，经期前均无明显异常。

例2　任某，女，31岁，2009年8月12日诊。患者诉近半年来月经十日即来，干净十日，经期十日，饮食睡眠均可，二便调。曾多处医治无效。此次停经3天即来。晨起时口微苦，余无不适之感。舌质红，苔薄微黄，脉弦而有涩象。常常生闷气。

分析：此乃肝郁化火之象，肝木本调达疏泄，女子以肝为用。此病因情志之郁而致肝气之郁也，肝为藏血之脏，肝气不疏，经期则不按时而行也。治疗应疏肝之郁，泻肝之火，还要调其情志，语言以开导之。

处方：龙胆泻肝汤加减。

龙　胆 20g	炒栀子 15g	黄　芩 10g	柴　胡 15g
生地黄 20g	车前子（包）10g	泽　泻 10g	当　归 10g
炒白术 15g	炙甘草 10g	炒白及 20g	佛　手 10g
薄　荷 10g			

2剂，水煎服，每日1剂，分3次服。

8月14日患者前来复诊，述服1剂即血止矣。嘱续服前方4剂以观后效，并继续语言开导之。

10月电询其近况，已愈矣。自感诧异。

此两例病人随访至今均无复发。

由此引起我的一些思考：其一，两病例病情时间均相对较长，何故几剂中药即可收功？其二，治疗疾病抓住病机就可以了吗？其三，是否真如《黄帝内经》所说"根于中者，命曰神机，神去则机息。根于外者，命曰气立，气止则化绝。"治疗疾病抓住"神机、气立"就能够效如桴鼓吗？其四，情志对疾病的影响？性心理疾病会导致身体的疾病，王凤仪老先生创建的说病疗疾真可以不用药就可以疗疾吗？说病又是抓住病人的什么呢？

还有很多很多的思考……

肘挛证治验

2010年10月14日一个病人来诊，晨起即感右上肢酸胀，肱二头肌及前臂肌群僵硬如石，肘关节呈100°弹性固定体位。被动活动肘关节时患者有强烈的对抗感，用力屈伸患肘时，患者感肘部撕裂样剧痛。余无特殊异常体征。此乃肘挛证也，予点按天宗穴约2分钟，右肘部屈伸自如，肱二头肌及前臂肌群已不僵硬，一次而愈。

天宗穴为手太阳脉气所发之处，小肠经气血由此上行。此穴敏感性极强，体弱者重按此穴可致休克，故宜徐徐用力，以上臂感觉酸胀即可，用力不可太过。

为什么会有痰液产生

中医认为人身不过气、血、津液。气可以化津液，就是卫；血可以生血气，就是营。卫是气，血中之气；营是血，气中之血。气血是营卫之根本，营卫乃气血之运用。传统中医认为，气要化津液，津液要化血，血要化营，营要化气。人之功能就是此反复循环也，其理与西医之新陈代谢的道理是一样的。

痰液之形成乃津液生成出现障碍也，其因在气。气虚不能温化水饮为津液，故为痰、为饮。"痰可化不可止，痰尽自止。"如何而化？温阳而已，阳旺则气能化生津液，津液生成之障碍除，何痰不化。

 ## 再论面瘫的成因与治疗

"邪气反缓，正气即急，正气引邪，喎僻不遂"这是《金匮要略·中风历节病脉证并治》里面的一句话，绝大部分人都认为这句话讲的是中风偏瘫，而我认为这句话最适合的就是关于面瘫的解释。这后面还有一句话"邪在于络，肌肤不仁。"面瘫是什么？现在多分为周围性和中枢性两种。中枢性临床治疗较慢，以脑梗死引起的最为多见，其表现就只有单纯的面部异常，但颜面喎斜不是太严重。而我们常常论述的是周围性面瘫中的面神经炎引起的面瘫，这种面瘫来势急，而且口眼喎斜也比较明显。

以前我认为此病主要有三点：虚、风、痰。正气不足，兼夹痰饮是主因，外感风邪多客观存在。个人认为此病患者本虚（肝虚，此乃胃气虚所致），外风引动内风（肝风），肝风与痰相夹，痰浊随之上逆，痹阻面部经络，故口眼喎斜而面瘫作矣。"外风致痉，内风致瘫。"我认为患侧为虚，健侧为实。这在我以前关于面瘫的帖子中曾经论述过。通过对《金匮要略》上面的条文学习，我又有了新的认识。《黄帝内经》讲"虚邪贼风"为什么叫虚邪呢？也就是体虚就容易受风，当然大多认为是自然界的邪气，而感受邪气的前提条件必然是患者首先体虚。"邪气反缓，正气即急，正气引邪，喎僻不遂"这句话什么意思呢？我的理解就是人体首先有点虚了，而且是一侧的经络之气不足，当外邪中于面部时（当然也可以理解为患侧的整个肢体——偏瘫，我这里只用于描述面瘫），虚的一侧感受邪气所中的部位肌肉反而松弛了。而经络之气不虚的一侧，也就是健侧，反而是痉挛牵拉。"正气引邪，喎僻不遂"。为什么喎斜？正气引邪啊！也就是健侧的面部肌群牵拉患侧，使患侧的嘴脸歪向健侧。

　　临床中多数人都盯着患侧去寻找问题，都在患侧去寻找引起喎斜的原因。这也是我初学时曾经犯过的错误，在患侧用针，而且前1周如果在患侧加用电针的话，口眼反而喎的更厉害。这也就是大部分人认为前1周不能针灸的原因。通过临床后我慢慢发现面瘫针灸治疗越早，效果越理想，1周以内用针灸治疗最容易，而1周以后效果反而没那么理想。我对于临床刚发病者都是取健侧的穴位。方法就是泄健侧而补患侧，松弛健侧的肌肉，健侧松弛了患侧的歪斜自然就正了，我用这个理念治疗面瘫效果都非常理想，初发病者一般都是1周内治愈。所以我的观点就是面瘫越早针灸治疗效果越明显。

 面冷语迟头病疑

　　2013年9月23日来诊一人，杨某，女，71岁。其女诉患者1周前无明显原因感左侧头部疼痛，曾内服止痛类药物，效果不明显，今日与家人发生口角突感头部疼痛加重。其女陪同来诊，见其面色苍白，表情冷漠，步态稍显迟钝，语音清晰。问其头部疼痛否，答不痛，并反问其女说什么时候头痛过。复问什么名字，答杨某。再问年龄，忘了。查血压160/97mmHg，头枕部僵硬，双斜方肌起点可以触摸到条索状筋结。颈部活动度尚可。初步推断脑梗死，予拨按头枕部的筋结——风池上，并建议做CT进一步明确诊断。CT显示左前额近鼻窦处有一3cm×3cm的肿瘤。此非我所能治，只能建议到上级医院治疗。

1年内我接触了6例类似情况的患者，均表情冷漠，语音迟钝或者行动迟缓，前5例检查结果是脑梗死，此例是头部肿瘤。此类情况临床容易误诊，因为除患者面部冷漠较明显以外，语言和行动只是比平时稍显迟钝。故记录于此，也希望大家发表一些看法，探讨一下如何早期发现。

另：风池上对中风的发作是否有缓解作用？这是一个值得思考的问题。我最近治疗了几例中风后遗症，重用此穴，效果均比较明显。其结果有待进一步研究，此穴功能待开发利用。

论小青龙汤证

现在讲伤寒大都从方证入手，有是证则用是药，方证对应的确是一条捷径，但学习伤寒单单讲方证对应而不明其理则是不能深入理解《伤寒论》的，我学习《伤寒论》的思想就是理解记忆，明理方可变通。统观《伤寒论》各方证，每一条都有一个发病机制，抓住这个机制才能真正理解《伤寒论》的条文所指，其用药的目的何在。近日重温小青龙汤，与《黄帝内经》的一些条文对照后有一点新的体会，记录于此，望同仁们斧正。

现今很多医生论伤寒，都强调是外邪侵袭人体后逐渐传变发展所致，强调的都是外邪，讲的都是祛邪。而《黄帝内经》开篇即谈论养生，强调的是人体应该重视正气，正气存内则邪不可干。《黄帝内经》谈论了人体疾病形成的首要条件是人体自身功能的衰退，不能正常抵御外邪的侵袭，而不是取决于外在邪气的强盛与否。如《素问·

咳论篇》中提到"皮毛者，肺之合也，皮毛先受邪气，邪气以从其合也。其寒饮入胃，从肺脉上至于肺，则肺寒，肺寒则外内合邪，因而客之，则肺咳。"这段经文讲的虽然是风寒先伤皮毛，但其内在意义却是因为肺寒，也就是因为肺寒后不能抵抗外邪，如果再感受风寒，就会形成咳嗽。在《伤寒论》中提到伤寒的形成亦是两感于寒，指的也是人体阳气先虚，不能正常温煦机体而内寒，内寒召外寒，内外合邪而形成伤寒。那么疾病的治疗关键也就是扶助人体的正气，只有人体自身功能强盛了才能抗御外邪。

　　下面谈谈我对小青龙汤的理解。

　　青龙在中国传统文化中属于四神兽之一，其统管东方，主要负责升云布雨。中医认为云雨是如何形成的呢？《黄帝内经》提到"地气上为云，天气下为雨，雨出地气，云出天气"。也就是说云的形成必然是土地中的水分向上升腾，在空中凝聚而成。青龙的职责就是升腾地气，上变为云雨。我们再看看《素问·经脉别论篇》提到的"食气入胃，散精于肝，淫气于筋。食气入胃，浊气归心，淫精于脉。脉气流经，经气归于肺，肺朝百脉，输精于皮毛。毛脉合精，行气于府。府精神明，留于四脏，气归于权衡。权衡以平，气口成寸，以决死生。饮入于胃，游溢精气，上输于脾。脾气散精，上归于肺，通调水道，下输膀胱。水精四布，五经并行，合于四时五脏阴阳，揆度以为常也"。这里说的亦是饮食进入人体后通过脾胃的消化变为人体所需的精微物质，而这些精微物质就要靠肝（青龙）的作用向上输送于心肺，再通过心肺的作用而输送于皮毛和全身。肝（青龙）在这里升精亦既是升云也。

　　我们再来看看小青龙汤证的条文"伤寒表不解，心下有水气，干呕，发热而咳，或渴、或利、或噎、或小便不利，少腹满，或喘者，小青龙汤主之"。这条的关键是"伤寒表不解，心下有水气"，也就是人们常常说的外寒内饮。该条与《素问·咳论》里说的"肺咳"完全是一个意思。"伤寒表不解"为外有寒邪，"心下有水气"也就是胃脘部有寒饮，而这胃脘部的寒饮才是此条文的关键之关键。因为心下有水饮（寒饮），才会有肺咳和其他的一些或然证。水饮扰胃则胃气上逆而干呕，水寒射肺则咳喘，水不化津则口无所滋而口干；水走肠间，清浊不分则下利；水寒气滞致气机不利，则小便不利少腹满。统观此条之关键就是水饮内停。

小青龙汤由麻黄、桂枝、干姜、白芍、半夏、细辛、五味子、炙甘草这八味药物组成，这八味药在机体起到什么作用呢？我的理解是桂枝强心通阳，心为太阳，桂枝就好比是加强了太阳的热力。干姜健脾阳，脾为土，干姜就如拨开云雾，可以使阳气直达中土。半夏的目的是引阳入阴，使心（太阳）的热力能够达到阴土（脾）。细辛的目的是启动肾中的元阳以温脾土，其好比土中之潜阳。此方中麻黄最起关键作用，其目的是启肝气以升腾胃脘部的水饮，故号青龙。白芍的目的是将水饮化为正常的津液，以利于肝气的升腾，入心而养营血。五味子收敛肺气，亦如将向上升腾的水气聚为云而复变为雨。炙甘草则是防止水气升腾太过，目的是调和。全方八味协同，升中有降，开中有合，散不伤正，收不留邪，则人体阴阳升降之机协调，水饮自除，而机体功能归于平衡。

浅谈医疗中的心理暗示

作为一名医生为患者解除病痛应该是为医的首要职责，但临床中很多医生为了个人的目的夸大患者病情，增加一些不必要的检查或者是滥用一些不必要的药物，在增加了医疗成本的同时无形当中增加了患者的心理负担。往往一些简单的疾病却在一些以牟利为目的的医生变相的心理暗示中慢慢演变为多种疾病缠身，一生都需与药物相伴。

每每见此情景不免为医道的沦陷而叹息。

我从事医疗行业十多年来，体会到人体的很多疾病都与患者的心理有极大的关系，而且有的疾病完全是患者的心理因素诱发躯体症状，面对这类患者，在治疗他们躯体症状的同时，必须给以适当的良性心理暗示，身心治疗相结合，患者的病情才会得到良好的控制。而且这类患者单纯靠药物治疗往往没有多大的意义。如果到了无药可治时，患者的精神将会受到极大的打击致病情更加复杂多变。这也是我行医多年的一个深深体会——治病首先要治心啊！

在骨科临床中与心理因素有关的疾病很多，我接触最多的就是交感神经型颈椎病，下面介绍一例我接触的比较典型的案例。

杨某，女，48岁，因眩晕、胸闷、心悸、时而汗出两年。曾先后在多家医院治疗无果，病情有增无减，全身CT、磁共振做了无数，检查就只有颈椎3/4、4/5椎间盘有突出，亦曾经找骨科看过，治疗颈椎无效。经常感觉自己胸口难受，出气困难，后被诊断为抑郁症，服药后患者反而觉得更加烦躁。来我处诊治时患者的精神很疲惫，而且说话语音低沉，自觉胸中一直憋闷，每次发作时感觉有一根绳子从后背将她的心向后拉，胸口一阵一阵的发紧，发作时出气困难，而且全身烘热，一身大汗。查其颈项僵硬，在双侧菱形肌下段可以触及2cm×2.5cm的筋结，拨其筋结时患者顿觉如解绳索，无比畅然。交谈得知患者一直从事会计工作，曾经给三家公司兼职，工作繁重。我心中释然，此患者就是一个交感神经型的颈椎病，准确的讲是菱形肌的劳损所致。患者一直没有很好的休息，双肩胛骨长期处于外展状态，菱形肌长期受到牵拉而痉挛，进而压迫颈交感神经下支导致症状频出。由于患者多处医治，自己痛苦又不被家人理解，可谓身心疲惫，治疗首先必须取得患者的信任，解除心理压力。当即为患者详细讲解了一下病情的演变，并嘱咐患者回家自己在网上查看类似资料，目的是解开患者心中的结。也是给她一个暗示——此病是可以治好的。治疗主要以弹拨菱形肌为主，配合外敷温经散寒、活血解痉的中药。内服中药苓桂术干汤化裁（《金匮要略》云：背寒如手大，心下有痰饮，苓桂术干汤主之），治疗了1个多月，患者基本康复。

通过以上案例说明，患者的自我心理暗示在某些疾病的演变中影响是非常大的。如果是恶性的心理暗示，患者由于心理的紧张，可能导致躯体的一些症状加重，躯体症状经治疗后没有得到缓解或消除又进一步加重患者的心理负担，形成恶性循环，使患者一病多变，非常痛苦。反之，一个良性的心理暗示则可缓解患者的紧张情绪，身体症状也会由此得到相应的改善，再通过合理的治疗，患者疾病会很快康复。

 ## 久伤虚肿需顾气

夏某，女，68岁。因腰部伴左下肢疼痛2个月，左足踝部肿胀1个月来我处治疗。CT检查示腰$_{4/5}$、腰$_5$/骶$_1$椎间盘突出，要求先针灸推拿治疗。每日治疗1次，4日后腰部及左下肢的疼痛已经大减，左足踝部肿胀未见减轻，建议其内服中药治疗。观其舌暗，苔白，脉弦而细，此乃久病入络气血瘀阻经络所致，治疗当益气活血、通络消肿。

处方：生黄芪60g　当归12g　白芍20g　赤芍20g
川芎15g　防己15g　鸡血藤40g　川牛膝30g

2剂，每日1剂，分3次服。

昨日来诊，肿消大半，今日左足肿胀已平复如初。

借此案主要是想说明，在临床中常常有单侧肢体肿胀久不消退者，特别在伤科临床经常会遇到肢体损伤骨折因为初期治疗不当导致肢体肿胀一直不能消退，可能逐渐加重，多见于下肢的骨折或者关节的损伤。治疗此类情况我都是以上面这个方子加减变化，疗效相当显著。

常言道："伤科治肿，重在化瘀；痹证治肿，重在祛湿。"伤科的肿胀多由于瘀血所致，而肿胀经久不消者，单纯用活血化瘀则没有寸功可言。通过这十多年的临床，我的体会是伤久必虚，其肿胀多由于气虚无力推动血液正常运行而致气滞血瘀，尤其年久不愈者，非着重调治气血不可，方中重用黄芪补虚损、充腠理，一般用量60～120g，气为血之帅，气充才血旺，才能推动血液的正常运行。气血运行正常则肿胀自消。用黄芪配合四物汤、鸡血藤补血活血，配防己以利水消肿。在临床中我随证常常加减的药物有穿山甲珠（代）、五加皮、泽泻、地龙等药。对于久伤虚肿，此方疗效确切，值得推广。

该法来源于《古今名医临证金鉴·痹症·卷下》所载江西周炳文老师的家传腰痛方。其组方是：黄芪15～30g，当归15g，川芎9g，芍药10g，熟地黄15g，升麻5～8g，地龙10g，台乌药8～12g。水煎两次混合，分2次1日服完。主治各种腰痛，不论外感内伤，凡非新感时邪，而又偏于气滞血凝，筋骨劳损者，大都适用。我临床用此方化裁治疗过多例腰部疼痛偏于气虚者，效果不错，在此特推荐给大家。

胃强脾弱话肥胖

肥胖是人体脂肪积聚过多而致体重超出正常标准，古代文献中有关肥胖的记载颇多。《素问·通评虚实论》指出："肥贵人则高粱（膏粱）之疾也。"《素问·奇病论》也说："此人必数食甘美而多肥也。"多食甘美则肥，那么现今所说的脂肪是什么？脂肪积聚过多的原因是什么？为什么服用减肥药物大多会反弹？理清这些问题我觉得才是解决肥胖的根本问题。

肥胖之人胃口基本都很好，常有嗜睡表现，稍微运动则感觉疲乏。这在中医来讲就是脾虚，有人认为是脾胃虚，我的观点是胃强脾弱。胃主受纳，脾主运化，这类人受纳都不错，就是脾的运化出了问题。脾气虚弱，健运失司，水谷精微就会停滞下来，进而化为痰湿，堆积于肌肤之间，故而形成肥胖，脾虚湿阻则清阳不振，易于疲乏无力，内感肢体困重嗜睡。湿性黏滞故而治疗易于反复。治病必求于本，那么治疗肥胖的关键应该就是健运脾阳，促进其运化升清之力，使体内多余的脂肪（痰湿）不再积聚。

针灸治疗肥胖我的经验不多。记忆最深的是我的一个学生，体重85kg，曾在我这儿针灸治疗一次，按我的思路选了脾俞穴和胃俞穴，当时在这对称的四个穴位上明显可以摸到筋结，而且敏感性很高，有明显的压痛，进针针感也很强。当时用的是补脾泻胃的手法，目的亦是抑胃扶脾。按此方法间断性扎针四五次，一个月内体重下降5kg，后来因为诊务繁忙，一直没有时间继续给他针灸，不过到现在体重一直没有增加。今记录于此，希望大家可以就此题发表看法，共同正确认识肥胖和改变肥胖。

走出膝关节交叉韧带损伤治疗的误区

半月板损伤，这是当前很常见的一个病种，大多数膝关节疼痛的患者久治不愈，去做CT检查都会发现半月板有不同程度的损伤，于是很多膝关节疼痛的病人就被诊断为半月板损伤。临床中发现此类患者绝大部分并不是因为半月板的问题，虽然他们都做了CT检查，显示半月板的前角或者后角有损伤，但其主要原因并不是半月板的问题，而是膝关节交叉韧带的问题。很多病人予以对症手法治疗后当即可以减轻疼痛，几次即可痊愈，在此略举两个案例说明之。

例1　任某，女，52岁，右膝关节疼痛半年。先后在成都多家骨科医院和三级医院按半月板损伤治疗，效果一直不明显。于2012年12月4日经介绍来我处求治。来诊时见其疼痛以久坐起立活动和上下楼时比较典型，膝关节不活动时无明显疼痛，关节无明显肿胀，关节活动时无响声与关节交锁现象。半月板挤压试验（－）。X线片可见胫骨脊有轻度变尖。CT片显示内侧半月板前角有轻度磨损。此患者CT虽然显示有半月板的损伤，但从症状和体征来看，膝关节的疼痛并不是半月板的问题，而是膝关节前交叉韧带的问题，予以手法运摇膝关节，术后患者行走时即感觉疼痛减轻。因为该患者对外敷药过敏，遂予药酒用纱布浸透敷贴膝关节，用TDP灯照射30分钟，每日治疗1次，2次后患者行走活动时已无明显疼痛，巩固治疗了3次。

例2　邓某，女，43岁，右膝疼痛了一年半，曾先后在万州及重庆多处医治，CT与磁共振检查均诊断为膝关节的半月板损伤。来诊时见右腿股四头肌有轻度萎缩（以前的一些医生叫她少活动，这是肌肉失用性的萎缩），膝关节无明显肿胀，自觉右膝关节在上下楼梯（上下坡）时疼痛明显，有时感觉膝关节发软。天气变化时膝关节亦感觉酸痛。膝关节研磨试验（－）。自带磁共振片显示内外侧半月板前角有轻度磨损。其之前的很多医生都要求她少活动，必要时手术摘除半月板。通过诊断，我认为不是半月板的问题，而是膝关节交叉韧带的问题。因为她以前是专职司机，右腿在屈膝内旋胫骨这个体位时前交叉韧带的后部和后交叉韧带的前部就处于一种紧张状态，长年的职业劳损使得膝关节的交叉韧带损伤，半月板的前角也因此而磨损。虽然半月板有磨损现象，但其主因是膝关节十字交叉韧带的劳损痉挛所致。治疗予以手法运摇膝关节，并要求回家后每天在膝关节半蹲体位转膝关节锻炼。因为天气变化时膝关节有疼痛，遂给她开了一个药酒的方子，要她自己回家配制。另外带了10次强筋健骨、温经散寒的外敷药。后患者电话告知她的膝关节疼痛已经减轻80％了。此患者现在还在治疗之中。

临床中我接触的类似案例很多，通过以上两个案例，说明临床中虽然CT或者磁共振检查半月板有损伤的影像，但引起疼痛的原因并不一定是半月板的问题，一定要结合韧带或者其他的原因综合诊治。

答詹医生关于乌梅止痛的问题

坛友詹医生看了我的"腰椎间盘突出特效方（全蝎乌梅红花汤）"的帖子后，和我探讨了关于"伏邪"的问题，他的见解很独特。詹医生的观点是：就收敛固涩药物的特点，理论上讲，酸收作用的药物不单可以使人体有形物质收敛固涩，不让其流失，同样也可以使邪气收敛固涩，最明显的就是实证泄泻及外感咳嗽，最忌讳用收敛固涩的药物暂时性、快速地止咳，恋邪留弊，以致缠绵难愈。另外他提了两个问题：①在治疗痹证时，乌梅使患者的症状很快缓解，是祛邪还是伏邪的作用？②如果仅仅是使伏邪蛰伏，现象暂时性消失，那和封闭有什么区别，这不就是人们常常说的"治标不治本"？

借詹医生的问题，简单回答一下我对乌梅的一些肤浅理解。

早在《神农本草经》里面就记录了：梅，气温平，味酸，无毒，主下气，除热烦满，安心，肢体痛，偏枯不仁，死肌。去青黑痣，蚀恶肉。这里早就提出乌梅可以治疗肢体疼痛。在《本草品汇精要》中记载：梅，木似杏而枝干劲脆，春初时开白花，甚清馥，花将谢而叶始生，二月结实如豆，味酸美，人皆啖之。五月采将熟大于杏者，以百草烟熏至黑色为乌梅，以盐腌，暴干者为白梅也。那么乌梅就是梅经过烟火熏制而成的。

从梅的生长季节来看，梅之花开于冬，实结于春，成于初夏季节。由此则厥阴风木为之体，故其味酸，而主收。少阴君火为之用，故气温而平。肝属木，肝主筋，疼痛者筋痉挛之故。木有水润才会畅达，筋有津润亦才会柔韧有劲。"肢体痛，偏枯不仁，死肌"，也就是说肢体的疼痛或者偏枯不仁等是因为津气凝滞，不能濡润肌肤所致。肌肤腠理的津恢复正常则肤润而筋柔，故痛止而痹除也。故乌梅止痛的作用来自于生津润筋的作用，其不是治标而是治本。且乌梅色黑而酸，水生木也。

论桂枝加葛根汤与葛根汤中麻黄的用法

今日见论坛有一个关于桂枝加葛根汤与葛根汤是否应该用麻黄的帖子，在此谈论一下我自己的观点，其用麻黄的意义是什么？

我的观点是桂枝加葛根汤不应用麻黄，应该就是在桂枝汤的基础上加了一味葛根。对于二方证用麻黄与否，我的观点并不是以有汗无汗来论，如麻黄杏仁甘草石膏汤证、越婢汤证皆有汗出，如以有汗无汗论，岂不是自相矛盾吗？关键还是看疾病的机制和麻黄的功效。我认为麻黄可启阴气，能申阳气于至阴之中。麻黄味苦而性温，苦为在地之阴，温则能发于阴、出于阳。"项背强几"者，为颈项部不舒服的感觉，观"太阳病，项背强几，反汗出恶风者。桂枝加葛根汤主之。"与"太阳病，项背强几、无汗、恶风，葛根汤主之。"二条。提到关于汗之有无，于是有汗无汗成为争论的焦点，汗只是一个症状而已，我认为有汗与否反映了疾病的机制，有汗则以伤卫为主，无汗则以伤营为主。在《脉法篇》中提到"脉浮而紧，浮则为风，紧则为寒，风则伤卫，寒则伤营，营卫俱病，骨节烦疼，当发其汗。"此条可见伤营、伤卫或者营卫俱病均需发汗。且桂枝汤与麻黄汤均是发汗剂，只是其病机不一，发汗的情况亦略有不同而已。况风为百病之长，寒非风则不能独伤人。同理，风寒之伤人不会独伤营或者独伤卫，只是损伤的程度不同而已。偏于营的用麻黄汤驱营中之邪，使之发越，由卫而出以通营；偏于卫的用桂枝汤从阳引阴以和卫。故而我认为桂枝加葛根汤与葛根汤是否应该用麻黄的关键在于其偏营或者偏卫。寒性凝滞，故多身重僵滞之证；风性急疾，故多疼痛烦闷之证。

　　个人的体会，葛根汤的临床使用对象，其病变部位一定在肌腠筋膜之间有津液积聚（寒性凝滞之故），此类情况多称之为寒湿凝聚。其凝聚部位除可见局部组织僵硬外，还有一个另外的体征，就是稍稍用力揉按局部即可出现红痕，湿邪越典型则红痕越明显（此红痕非皮肤瘙痒的红痕）。这种情况予以推拿后症状当即可以有所缓解，稍等一段时间则症状如故，故而有湿性黏滞的说法。只要是这个现象，不拘部位，颈肩、腰腿，只要见到红痕，即可运用葛根汤。以其中有麻黄，可破癥坚积聚，能使在地之水不凝，以利血脉通营气之故。如无这种僵滞情况且疼痛典型者，我多用桂枝汤加葛根，效果还是很理想的。

临证杂谈

　　2011年12月15日，王某，女，79岁。腰部疼痛16天，曾在其他医院CT检查诊断为：腰$_{4/5}$、腰$_5$/骶$_1$椎间盘突出，该院医生对症推拿、理疗及外敷内服中药治疗10余天，病情有增无减。来诊时由两人搀扶，坐立和腰前屈时感觉痛甚。查：双侧腰大肌及骶脊肌腰段板硬，叩击胸$_{12}$、腰$_1$时患者剧痛。其自带CT片腰椎只能看到腰$_1$至骶椎。从症状看胸$_{12}$有骨折无疑，要求患者重新做X线片检查，显示胸$_{12}$椎体压缩2/5。

此患者腰部疼痛显然是骨折所致，而非腰椎间盘的问题，前医已经误诊误治了。

在此提醒临床不久的医生，临证时体格检查必不可少，不要一听患者腰部疼痛就急忙CT检查，CT检查一见腰椎间盘突出就按椎间盘突出来治疗。80岁左右的患者即使没有腰部疼痛，CT检查也多可见椎间盘突出，但此年龄段的老人很可能会有骨质疏松，如果患者咳嗽、起坐太快或是扭腰都可能导致骨折。这种情况临床多见，而且患者自己会觉得没有明显的受伤情况，故而易于误诊。

十七椎治疗腰腿疼痛

推荐一个我常用的穴位十七椎，临床效果很好。十七椎是经外奇穴，别名为十七椎下（《针灸孔穴及其疗法便览》）、腰孔（《针灸经外奇穴图谱》）、上仙。中医学称胸$_1$为一椎，腰$_5$为十七椎，穴位在其棘突下，故名十七椎。位置在腰部，当后正中线上，腰$_5$棘突下。

我的方法是用一根针沿皮下进针，进针约1寸时捻转，感觉针身有沉紧感时向下压，这时一般会出现针感向下传导，疼痛针感会传向患腿，有可能传导到足底。这个穴位用于急性疼痛效果最佳，可收立竿见影之效。

对于芍药、肉桂、葱白的认识

葱上青下白，青者东方木也，主升；白者，西方金也，主收；整体就是可以使阳气由一个收藏的状态转化为阳气生发的状态，也就是阳气由阴出阳，故而可以通阳。白通汤和通脉四逆汤用葱白之意则是用其收，也就是将阳气的释放状态转化为收藏状态，取引阳归根之意。芍药，《神农本草经》谓之苦平，从其生长周期来看，其根秉阳明之气，可以将阳气收敛入阴。其味苦，苦则下泄而走血，气平亦为秋金之气，故我认为芍药是破阴气的药物，对于阴寒积聚（也就是阳气被阴气凝聚了）有效果。如桂技加芍药汤治腹满时痛就是用的这个功效。芍药甘草汤治疗肌肉痉挛也是用这个功效。白通汤与通脉四逆汤是虚阳外越而致的内部阴气聚集，故而不用芍药而用葱白。肉桂气味辛温，我认为可补命门之火，相当于现在说的肾阳。命门之火潜藏在水中，故又称其为坎阳，也就是坎中的那一点阳气，以水为家，以水为性，故而安于下位。如果体内的阳气被阴气逼迫到外面而外越了（虚阳外越），就要补火消阴，火旺则阴自消，水自退而阳（火）归位，故而我认为肉桂就是补命门阳气的。白通汤与通脉四逆汤里的附子、干姜亦是大补此火。

对"医者意也"的理解

"意"之一字，颇有深意。很多人理解为"只可意会，不可言传"的"意"。这种理解就太肤浅了。《黄帝内经》中说"心有所忆谓之意"。如果没有很好学习，掌握很多医疗的知识，有何忆可言？也就更谈不上"意"了。我的理解是，"意"就是意识，是人体知觉器官所有的知觉能力。"意"为认识作用的源泉。"意"在道教认为是意念，是由神发出的思维活动。"意"在佛教为八识的第七识。佛教认为"集起故名心，思量故名意，了别故名识。复有释言，净不净界种种差别，故名为心，即此为他作所依止，故名为意，作能依止，故名为识。故心、意、识三名，所诠义虽有异，而体是一。"以心意识之体是一，然通常皆以意为过去，识为现在，而为识所依止者，即云为"意"。"意"之一字，不论在儒、佛、道、医，都是人体的一种思维活动，通过思维才会有对外界事物的一种把握。"医者，意也。谓以我之意，消息病人之气机，审其盈缩，相其阴阳，定其中外，各守其乡，以施攻补，症有千变，药亦千变，而其收效则如一。"这句话应该很好地概括了"医者意也"。也就是说为医者应该通过自己所学，运用自己掌握的知识来推敲疾病的病机。

浅谈伤科手法的"所施得宜"

现在伤科医生运用推拿为病人疗疾的已经不多了，大部分医生都以理疗仪器代替。各种理疗仪器虽然有一定的作用，但在我看来，永远代替不了推拿的作用。

用推拿来治病疗伤，就是借用手法的外力直接或间接引起关节位置的改变以及肌肉、筋膜等软组织的变形、撕裂，使之得以归复平顺，从而改变人体的病理状态，达到治病疗伤的目的。手法亦是以经络为中介，借用手法外力对经络组织（在不伤害人体局部组织的前提下）形成最大的激活作用，从而取得最佳的疗效。手法的运用均应以中医的整体观为主导，强调局部与整体相统一。每一种疾病的治疗，手法亦不是一成不变的，即所谓"证不变，法不变；证变，法亦变。"正如古人所说"兵无常势，医无常形，能因敌变而取胜，谓之神将；能因病变而取胜，谓之神医。"推拿治疗亦要因证而变。

推拿手法的"所施得宜"我认为要注意两点：一是手法的术式，也就是手法的各种具体操作方式，只有选用对症的术式，临证施术才会有很好的治疗作用；二是手法的剂量，也就是手法力量的轻重，时间的长短，动作的大小。此二者临证运用时必须灵活，才会达到最佳的治疗效果。临证手法虽然有变，但均有一个大的指导方向，就是

"点""线""面"的结合。"点"就是病变点，这个点可能是一个错缝点，也可能是肌肉组织的一个痉挛点，是引起症状的关键点。"面"就是这个病变点上下左右临近的肌肉群。"线"有双重含义，一是指经络的路线，一是指肌肉的起止点。在临证推拿时，除了找准疼痛点用点穴弹拨，还要根据软组织的解剖知识、运动肢体的需要，照顾到面，根据经络理论在经络远端取穴。只要点、线、面很好结合，临证施术就不会偏离大的方向。

 拿囝法

江某，男，51岁，2010年12月21日初诊，左腹股沟肿痛3个月，行走时痛甚。多处医治未果。腰部CT无异常，骨盆X线片未见异常。予右肩胛缝施用拿囝法，左腹股沟外敷自配之软坚散，因患者住处较远，隔日治疗1次。12月27日复诊时诉左腹股沟已无明显肿痛。3个月之疾3次而愈，此乃拿囝法之功也。今以自己个人体悟对此法作一简介。

方法：患者取坐式，敞开衣服，暴露背部肌肉。医者使大拇指与其他各指成钳形，作对称劲拿患者背部第4椎与第8椎间、肩胛缝与脊椎中的大板筋。拿时各指先用劲斜捏几下，然后迅速拿取肉里筋膜，拉上弹下，左右各拿1～3次即可。要松紧适宜，不可用死劲硬拉。此法在伤科杜自明流派中又叫弹筋法。其目的是祛风散寒、疏通经络、调和营卫气血。

在民间有一种叫"囝"的疾病，类似腹股沟部的横玄疽、阴疽，形长如蛤，漫肿疼痛。若用拿囝法治疗，效果满意。一般拿1～2次即可消散。

我对于腹股沟韧带拉伤、髋关节炎均配用此法，效果均比不用此法佳。对于拿取背部筋膜而治疗腹股沟疾病的临床机制我一直没有理解清楚，但其临床疗效独特，故在此作一简介。

对失眠多梦的一点看法

凡病之起，多由于郁。郁者，滞而不通也。人禀七情，皆足以致郁。失眠总为情志所伤，情志伤于心则心血暗耗，神不守舍。伤于脾则食纳减少，化源不足，营血亏虚，不能上奉滋养于心，心失所养以致心神不安而成不寐（也就是失眠）。睡中多梦，总因思虑过多之故，思虑过多则心血亏耗而神游于外，是以多梦（而且可能噩梦）。个人认为此乃失眠之本也。情志之病又可导致身体之病，故多有失眠者伴随他证。治疗无非一个字"静"，心静。心静则心得所养，神不外游，此治本之法。另可用药调理，均不出调血养心之法矣！失眠之治，静心为首，药次之。

内外兼治论

我平时比较注重手法，我的帖子中也大都以描述手法为主，很多看了我的帖子的朋友都以为我只是一个从事推拿的。其实我是从事骨伤的，我从医以来深深受到老一辈骨伤名医的影响，一直比较重视手法。骨伤前辈都认为"七分手法三分药"，所以在伤科疾病的治疗中，手法占有非常重要的地位，而当今从事骨伤的医生，很多都忽略了手法的重要性。现今的医生或者出于经济的考虑多要求患者做手术治疗，或者是不愿意从事推拿治疗，觉得推拿太累，大多都是要求患者用仪器治疗，而忽视了手法的重要性。我写的很多手法方面的帖子其目的是请大家重视手法。但我一贯的理念都是内外兼治，并不是单纯以手法作为治疗手段，针灸、熏洗、内服外敷中药都是我临床常常配合运用的手段。

现在由于分科太细，往往将医生局限化，这是当今分科的一大弊端。如从事针灸的只是搞针灸，从事推拿的就用推拿，从事方脉的（开处方的）就只开处方，搞针刀的就讲针刀，正骨（整脊的）就强调正骨，均取一偏。一些所谓的大师常常强调某一种方法就可以包治百病，但实际临床没有一种方法是可以包治百病的。扁鹊是大家公认的神医，他治疗方法就非常多样化，或内治，或外治，或内外兼治。当然古今名医内外兼治的案例很多。现在从事针灸的医生很多，著名者如杨永璇先生，以针灸为主，但临床疗疾亦常常是内外兼治，更何况我们这些晚生后辈呢？在我们骨伤领域的大医家也都是内外兼治的，没有单纯靠手法或者单纯靠外敷药来治病的。

我早年行医的时候，因为受到"七分手法三分药"的影响，全力在手法和外敷药上去下工夫，也就是外治作为我的主打，当时基本没有怎么研究学习内治方面的内容。如骨折早期就用桃红四物汤，中期就用接骨续筋汤，颈椎病用葛根汤，腰椎病用独活寄生汤等等。起初找我看病的患者大都通过推拿点穴以后病情得到减轻，随着自己知名度的提升，患者也逐渐多了起来，病人多了，自己治疗不了的情况也就跟着多了起来。每当听到患者说效果不理想时，自己往日的一些傲气也就随着这些语言慢慢泯灭了。看着那些带着希望而来抱着失望而归的患者，我也在失败中思考如何解决患者的疾苦。从"七分手法三分药"中我发现失败的原因是我太过于重视手法的常用性而忽视了"三分药"的重要性。药有内服，有外用。以前虽然用药，但大都是外用，内服并没有仔细研究学习过。带着这个思路我开始在内治上下功夫，看了很多医家的医案，遇到类似案例我先用他们的经验方治疗，慢慢对于有些疾病的疗效逐渐提升起来。在看近代一些医家的医案时发现他们都很重视对于传统经典的研读。往往借用《黄帝内经》的一些内容来解释病情。我也慢慢开始在《黄帝内经》《伤寒论》《金匮要略》等医籍上下工夫。通过对经典的研读，触类旁通，以象比类。很多治疗内伤杂病的方子我用来治疗骨伤疾病效果非常不错，临床效果亦明显得到提升。如治疗颈椎病交感神经型，我的观念为脾虚是本，其他的症状是标。颈项的僵痛，头部的晕眩，胸部的心悸胸闷，都是标而不是本。早年不明此理时就在颈部寻找原因，患者的症状往往得不到明显的缓解。由此我的治疗思路大为改观。治病内治脏腑，外调经络。急则治标，患者来诊时的眩晕、心悸都是标，首先就是打通背部和头枕部的经络通道，使经气（精气）正常流通，患者的病情可以很快得到缓解。而单纯手法治疗只是缓解一时，如果不解决患者脾虚的问题则很快恢复原状。手法的治疗就好比在干旱时疏通河道，虽然暂时缓解了一点旱情，但后续的精气跟不上，供不应求，则不是解决问题的根本方法。故而在疏通的同时也要注意调理脾胃以促进气血的化源（水源）。气血的生化充足则何愁病情（旱情）不除呢。故内外同治方为大法。

内治之法也不单纯是以内服药物为主，久病之人心气多有郁结，治疗信心明显不足，有求治的欲望而无有效的信心，为医亦必须解除患者的忧虑。心结不除则病必不愈。为医不单纯以药物为主，心理疏导亦是必须的。一个良性的心理暗示往往会收到比药物还好的效果。所谓"遇见老医生，病就好三分"也就是这个道理。当然这个暗示必须是合理的，是结合患者实际情况的，不能胡编乱吹，患者多少也了解他自己的一些情况，暗示不当则往往会适得其反。遇到这类患者我的观点是从他的实际病情出发，引起患者的重视而配合治疗，方为良法。

总之，内外兼治才是治疗疾病的大法，为医需取其全而不可夸其偏。

医犯虚虚

　　为医之道最怕的就是先入为主，医犯虚虚。我为医这么多年，很少误诊误治！今日记录一则，对自己亦是一个警示。

　　刘某，女，43岁。2014年3月11日来诊，右踝关节扭伤1个月，曾在某骨科专科医院医治1个多月，现右踝关节仍有轻微疼痛，行走跛行。来诊时右踝关节已无明显肿胀。当即感觉患者应该是踝关节的错缝所致，我以前接触的绝大部分患者扭伤久治不愈的原因都是踝关节错缝。拍片示右踝关节距骨向外侧轻度偏移，关节轻度错缝。当时因为患者较多，没有要求患者行走观察，就按踝关节错缝处理了。常规来说患者如果是踝关节错缝治疗后症状应该缓解。但患者来复诊时，进门即看见其行走姿势不对，不像是关节错缝所致，患者自己亦感觉行走时变化不大。常规的踝关节错缝导致的跛行是患足受力即感疼痛，故而如果右踝关节错缝，其右足受力身体立即会向左侧偏移，摆正身体，以减轻疼痛，而该患者进门时我发现其右足受力时身体反而向右侧进一步偏移，迈动左足后身体才向左侧摆正。这就说明了一个问题，患者行走跛行的原因并不在右足，而在腰部或者背部。也就是说患者腰部或者背部本身就有问题，此次扭伤诱发了腰背的问题，而由于扭伤又掩盖了其原来的问题。此患者应该亦是存在其他问题而被踝关节扭伤所误导，给该患者治疗时我要患者俯卧在检查床上，仔细检查了一下她的右下肢和腰背部，发现右下肢外侧中线阳陵泉、风市、跳跃均有压痛，右侧腰骶部肌肉僵硬如板，腰3以上左侧腰部和左侧背部的骶脊肌亦是僵硬如板。当即弹拨放松这一线的肌肉后让患者下床活动，行走时跛行明显改善。这就是人体的一条旋转力线受到影响的缘故。

通过这个病例，谈谈我对腰部旋转力线的一个初步认识，当然这个理念还不太成熟。常规来说人行走时右足向前迈步时骨盆是向左侧旋转的，而右手一般都是向右侧后伸的，也就是说右足向前迈步胸廓是向右旋转的，那么右腿、右侧骶髂关节、左侧腰部上段和左侧背部这一力线在右足向前迈步时其肌肉都是收缩的。这一力线上任何一个部位如果有病变导致的痉挛，势必就会导致右足不能迈步到正常位置而出现跛行。今天这个患者的情况就是这一力线的上部出现了问题，故而当我给予放松后患者行走步态即明显改善。

为医贵在心细，亦贵在不断总结，我从失误中得到了一个感悟，一个提升，在此分享给关注我的朋友们，亦还望朋友们多提宝贵意见，大家共同提高。

中国科学技术出版社医学分社图书书目

ISBN	书 名	作 者
名家名作		
978-7-5046-7359-6	朱良春精方治验实录	朱建平
978-7-5046-8287-1	柴松岩妇科思辨经验录：精华典藏版	滕秀香
978-7-5046-8136-2	印会河脏腑辨证带教录	徐远
978-7-5046-8137-9	印会河理法方药带教录	徐远
978-7-5046-7209-4	王光宇精准脉诊带教录	王光宇
978-7-5046-8064-8	王光宇诊治癌症带教录	王光宇
978-7-5046-7569-9	李济仁痹证通论	李济仁，仝小林
978-7-5046-8168-3	张秀勤全息经络刮痧美容（典藏版）	张秀勤
978-7-5046-9267-2	承淡安针灸师承录（典藏版）	承淡安
978-7-5046-9266-5	承淡安子午流注针法（典藏版）	承淡安
经典解读		
978-7-5046-9473-7	《内经》理论体系研究	雷顺群
978-7-5046-8124-9	新编《黄帝内经》通释	张湖德
978-7-5046-8691-6	灵枢经讲解——针法探秘	胥荣东
978-7-5046-7360-2	中医脉诊秘诀：脉诊一学就通的奥秘	张湖德，王仰宗
978-7-5046-9119-4	《医林改错》诸方医案集	甘文平
978-7-5046-8146-1	《醉花窗》医案白话讲记	孙洪彪，杨伦
978-7-5046-8265-9	重读《金匮》：三十年临证经方学验录	余泽运
978-7-5046-9163-7	《药性歌括四百味》白话讲记①	曾培杰
978-7-5046-9205-4	《药性歌括四百味》白话讲记②	曾培杰
978-7-5046-9277-1	《药性歌括四百味》白话讲记③	曾培杰
978-7-5046-9278-8	《药性歌括四百味》白话讲记④	曾培杰
978-7-5046-9526-0	《药性歌括四百味》白话讲记⑤	曾培杰
978-7-5046-9527-7	《药性歌括四百味》白话讲记⑥	曾培杰
978-7-5046-9528-4	《药性歌括四百味》白话讲记⑦	曾培杰

ISBN	书　名	作　者
978-7-5046-9529-1	《药性歌括四百味》白话讲记⑧	曾培杰
978-7-5046-9487-4	《药性歌括四百味》白话讲记⑨	曾培杰
978-7-5046-7515-6	病因赋白话讲记	曾培杰，陈创涛
978-7-5236-0013-9	《运气要诀》白话讲记	孙志文
978-7-5236-0189-1	《脾胃论》白话讲解	孙志文
临证经验（方药）		
978-7-5236-0051-1	中成药实战速成	邓文斌
978-7-5236-0049-8	用中医思维破局	陈腾飞
978-7-5046-9072-2	误治挽救录	刘正江
978-7-5046-8652-7	经方讲习录	张庆军
978-7-5046-8365-6	扶阳显义录	王献民，张宇轩
978-7-5236-0133-4	扶阳临证备要	刘立安
978-7-5046-7763-1	百治百验效方集	卢祥之
978-7-5046-8384-7	百治百验效方集·贰	张勋，张湖德
978-7-5046-8383-0	百治百验效方集·叁	张勋，张湖德
978-7-5046-7537-8	国医大师验方秘方精选	张勋，马烈光
978-7-5046-7611-5	悬壶杂记：民间中医屡试屡效方	唐伟华
978-7-5236-0093-1	悬壶杂记（二）：乡村中医 30 年经方临证实录	张健民
978-7-5046-8278-9	男科疾病中西医诊断与治疗策略	邹如政
978-7-5046-8593-3	百病从肝治	王国玮，周滔主
978-7-5046-9051-7	基层中医之路：学习切实可行的诊疗技术	田礼发
978-7-5046-8972-6	广义经方群贤仁智录（第一辑）	邓文斌，李黎，张志伟
978-7-5236-0010-8	杏林寻云	曹云松
978-7-5236-0223-2	打开经方这扇门	张庆军
临证经验（针灸推拿）		
978-7-5046-9477-5	针刀治疗颈椎病	陈永亮，杨以平，李翔，陈润林

ISBN	书　名	作　者
978-7-5046-9378-5	岐黄针疗法精选医案集	陈振虎
978-7-5046-7608-5	振腹推拿	付国兵，戴晓晖
978-7-5046-8812-5	陈氏气道手针	陈元伦
978-7-5046-9077-7	管氏针灸门墙拾贝	管遵惠，管傲然， 王祖红，李绍荣
978-7-5046-9610-6	针灸治疗与解惑（典藏版）	王启才，张燕，郑崇勇， 钱娟，曹雪梅
临证传奇丛书		
978-7-5046-7540-8	临证传奇：中医消化病实战巡讲录	王幸福
978-7-5046-8150-8	临证传奇·贰：留香阁医案集	王幸福
978-7-5046-8151-5	临证传奇·叁：留香阁医话集	王幸福
978-7-5046-8324-3	临证传奇·肆：中医求实	周忠海
王幸福临证心悟丛书		
978-7-5046-7207-0	用药传奇：中医不传之秘在于量 （典藏版）	王幸福
978-7-5046-7305-3	杏林薪传：一位中医师的不传之秘	王幸福
978-7-5046-7306-0	医灯续传：一位中医世家的临证真经	王幸福
978-7-5046-7307-7	杏林求真：跟诊王幸福老师嫡传手记 实录	王幸福
幸福中医文库丛书		
978-7-5236-0015-3	用药秘传：专病专药的独家秘要	王幸福
978-7-5236-0016-0	医方悬解：成方加减用药的诀窍	王幸福
978-7-5236-0014-6	医境探秘：成为名中医的秘诀	张博
978-7-5236-0012-2	医案春秋：老中医临证一招鲜	张博
978-7-5236-0091-7	医海一舟：必不可少的主药与主方	巩和平
978-7-5236-0158-7	临证实录：侍诊三年，胜读万卷书	张光
978-7-5236-0615-5	青囊奇术：经典方药举一反三	张博
978-7-5236-0614-8	诊籍传秘：临证各科得心应手	张博
周易医学、运气学说		
978-7-5046-8255-0	《黄帝内经》七论新编	阎钧天